TÉCNICA DIETÉTICA
Pré-preparo e Preparo de Alimentos
MANUAL DE LABORATÓRIO

2ª edição

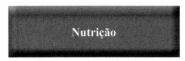

Nutrição

Outros livros de Interesse

A Ciência e a Arte de Ler Artigos Científicos – **Braulio Luna Filho**
A Saúde Brasileira Pode Dar Certo – **Lottenberg**
Administração Aplicada às Unidades de Alimentação e Nutrição – **Teixeira**
Adolescência... Quantas Dúvidas! – **Fisberg e Medeiros**
Aleitamento Materno 2ª ed. – **Dias Rego**
Alergias Alimentares – **De Angelis**
Alimentos - Um Estudo Abrangente – **Evangelista**
Alimentos com Alegação Diet ou Light – **Freitas**
Alimentos e Sua Ação Terapêutica – **Andréia Ramalho**
Aspectos Nutricionais no Processo do Envelhecimento – **Busnello**
Avaliação Nutricional: Aspectos Clínicos e Laboratoriais – **Goulart Duarte**
Bioquímica da Nutrição – **Palermo**
Biossegurança em Unidade de Alimentação e Nutrição – **Valle e Marques**
Chefs do Coração – **Ramires**
Coluna: Ponto e Vírgula 7ª ed. – **Goldenberg**
Como Cuidar do Seu Coração – Mitsue **Isosaki** e Adriana Lúcia Van-Erven **Ávila**
Controle Sanitário dos Alimentos 3ª ed. – **Riedel**
Cuidados Paliativos – Diretrizes, Humanização e Alívio de Sintomas – **Franklin Santana**
Dicionário Brasileiro de Nutrição – **Asbran**
Dicionário Técnico de Nutrição – **Evangelista**
Dieta, Nutrição e Câncer – **Dan**
Epidemiologia 2ª ed. – **Medronho**
Fisiologia da Nutrição Humana Aplicada – **De Angelis**
Fome Oculta – **Andréia Ramalho**
Fome Oculta - Bases Fisiológicas para Reduzir Seu Risco através da Alimentação Saudável – **De Angelis**
Fundamentos de Engenharia de Alimentos - Série Ciência, Tecnologia, Engenharia de Alimentos e Nutrição - Vol. 5 – Maria Angela de Almeida **Meireles** e Camila Gambini **Pereira**
Fundamentos de Nutrição para Engenharia e Tecnologia em Alimentos – Ana Flávia **Oliveira** e Janesca Alban **Roman**
Guia Básico de Terapia Nutricional – **Dan**
Guia de Aleitamento Materno 2ª ed. – **Dias Rego**
Guia de Consultório - Atendimento e Administração – **Carvalho Argolo**
Importância de Alimentos Vegetais na Proteção da Saúde 2ª ed. – **De Angelis**
Integração Hormonal do Metabolismo Energético – **Poian e Alves**
Interpretação de Exames Bioquímicos – **Carvalho Costa**
Leite Materno - Como Mantê-lo Sempre Abundante 2ª ed. – **Bicalho Lana**
Liga de Controle do Diabettes – **Lottenberg**
Manual de Dietoterapia e Avaliação Nutricional do Serviço de Nutrição e Dietética do Instituto do Coração (HC-FMUSP) - 2ª ed. – **Mitsue Isosaki**
Manual de Estrutura e Organização do Restaurante Comercial – **Lobo**

Manual de Terapia Nutricional em Oncologia do ICESP
Microbiologia dos Alimentos – **Gombossy e Landgraf**
Nutrição do Recém-nascido – **Feferbaum**
Nutrição e Síndrome Metabólica – Fernanda Michielin **Busnello** e Catarina Bertaso Andreatta **Gottschall**
Nutrição Estética – Aline Petter **Schneider**
Nutrição Humana - Autoavaliação e Revisão – **Olganê**
Nutrição Oral, Enteral e Parenteral na Prática Clínica 4ª ed. (2 vols.) – **Dan Linetzky Waitzberg**
Nutrição, Fundamentos e Aspectos Atuais 2ª ed. – **Tirapegui**
Nutrição e Metabolismo Aplicados à Atividade Motora – **Lancha Jr.**
Nutrição, Metabolismo e Suplementação na Atividade Física – **Tirapegui**
Nutrição, Metabolismo e Suplementação na Atividade Física – segunda edição – **Tirapegui**
O Livro de Estímulo à Amamentação - Uma Visão Biológica, Fisiológica e Psicológico-Comportamental da Amamentação – **Bicalho Lana**
O que Você Precisa Saber sobre o Sistema Único de Saúde – **APM-SUS**
Os Chefs do Coração – **InCor**
Planejamento Estratégico de Cardápios para a Gestão de Negócios em Alimentação 2ª ed. – Márcia Regina **Reggiolli**
Política Públicas de Saúde Interação dos Atores Sociais – **Lopes**
Protocolos Clínicos para Assistência Nutricional em Cardiologia e Pneumologia – HCFMUSP – **Isosaki, Vieira e Oliveira**
Puericultura - Princípios e Prática: Atenção Integral à Saúde da Criança 2ª ed. – **Del Ciampo**
Receitas para Todos - Economia Doméstica em Tempo de Crise - Bagaços, Cascas, Folhas, Sementes, Sobras e Talos – Sara Bella **Fuks**, Maria Auxiliadora Santa Cruz **Coelho**
Riscos e Prevenção da Obesidade – **De Angelis**
Série Atualizações Pediátricas – **SPSP (Soc. Ped. SP)**. Vol. 2 - Gastroenterologia e Nutrição – **Palma**. Vol. 4 - O Recém--nascido de Muito Baixo Peso 2ª ed. – Helenilce P.F. **Costa** e Sergio T. **Marba**. Vol. 6 - Endocrinologia Pediátrica – **Calliari**. Vol. 8 - Tópicos Atuais de Nutrição Pediátrica – **Cardoso**
Série Ciência, Tecnologia, Engenharia de Alimentos e Nutrição. Vol. 3 - Fundamentos de Tecnologia de Alimentos – **Baruffaldi e Oliveira**
Série Manuais Técnicos para o Restaurante Comercial. Vol. I - Estrutura e Organização do Restaurante Comercial – **Lôbo**
Série Terapia Intensiva – **Knobel**. Vol. 6 - Nutrição
Sociedade Brasileira de Cirurgia Bariátrica – Cirurgia da Obesidade – **Garrido**
Tabela Centesimal de Alimentos Diet e Light – **Ribeiro Benevides**
Tabela de Bolso de Calorias para Dietas – **Braga**
Tabela de Composição Química dos Alimentos 9ª ed. – **Franco**
Tabela para Avaliação de Consumo Alimentar em Medidas Caseiras 5ª ed. – **Benzecry**
Técnica Dietética - Pré-preparo e Preparo de Alimentos - Manual de Laboratório - segunda edição – **Camargo**
Tecnologia de Alimentos 2ª ed. – **Evangelista**
Tecnologia de Produtos Lácteos Funcionais – Maricê **Nogueira de Oliveira**
Temas em Nutrição – **SPSP – Cardoso**
Terapia Nutricional do Paciente Crítico - Uma Visão Pediátrica – **Pons Telles**
Terapia Nutricional Pediátrica – Simone Morelo **Dal Bosco**
Transtornos Alimentares – **Natacci Cunha**
Um Guia para o Leitor de Artigos Científicos na Área da Saúde – **Marcopito Santos**

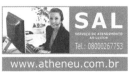
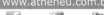

TÉCNICA DIETÉTICA
Pré-preparo e Preparo de Alimentos
MANUAL DE LABORATÓRIO

2ª edição

Organização

Erika Barbosa Camargo

Raquel B. Assunção Botelho

Revisão Técnica
Rita Akutsu

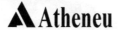

EDITORA ATHENEU

São Paulo — Rua Jesuíno Pascoal, 30
Tels.: (11) 2858-8750
Fax: (11) 2858-8766
E-mail: atheneu@atheneu.com.br

Rio de Janeiro — Rua Bambina, 74
Tel.: (21) 3094-1295
Fax: (21) 3094-1284
E-mail: atheneu@atheneu.com.br

Belo Horizonte — Rua Domingos Vieira, 319 — Conj. 1.104

CAPA: Paulo Verardo
PRODUÇÃO EDITORIAL/ DIAGRAMAÇÃO: Fernando Palermo

Dados Internacionais de Catalogação na Publicação (CIP)
(Câmara Brasileira do Livro, SP, Brasil)

Camargo, Erika Barbosa Técnica dietética : pré-preparo e preparo de alimentos: manual de laboratórios / Erika Barbosa Camargo, Raquel Braz Assunção Botelho. -- 2. ed. -- São Paulo: Editora Atheneu, 2012.

"Organização Erika Barbosa Camargo, Raquel B. Assunção Botelho"
Bibliografia.

ISBN 978-85-388-0189-4

1. Alimentos 2. Culinária 3. Dietética 4. Nutrição I. Camargo, Erika Barbosa II. Botelho, Raquel Assunção. III. Título.

CDD-641.1
11-03124
NLM-QU-145

CAMARGO, E. B.; BOTELHO, R. B. A.
Técnica Dietética: Pré-preparo e Preparo de Alimentos
– Manual de Laboratório – 2ª Edição

© Direitos reservados à EDITORA ATHENEU
— São Paulo, Rio de Janeiro, Belo Horizonte, 2012.

Autores

Erika Barbosa Camargo

Nutricionista, formada pelo Departamento de Nutrição da Universidade de Brasília (UnB). Mestre em Ciências da Saúde pela Universidade de Brasília (UnB). Doutoranda em Medicina Interna e Terapêutica pela Universidade Federal de São Paulo – UNIFESP.

Raquel Braz Assunção Botelho

Nutricionista, formada pelo Departamento de Nutrição da Universidade de Brasília (UnB). Mestre em Ciências dos Alimentos pela Faculdade de Engenharia de Alimentos da Universidade Estadual de Campinas (Unicamp). Doutora em Ciências da Saúde pela Faculdade de Ciências da Saúde da Universidade de Brasília (UnB). Professora da Universidade de Brasília. Integra o Grupo de Pesquisa em Gastronomia do Centro de Excelência em Turismo (CET/UnB).

Renata Puppin Zandonadi

Nutricionista, formada pelo Departamento de Nutrição da Universidade de Brasília (UnB). Mestre em Nutrição Humana pela Universidade de Brasília (UnB). Doutora em Ciências da Saúde pela Faculdade de Ciências da Saúde da Universidade de Brasília (UnB). Professora da Universidade de Brasília. Integra o Grupo de Pesquisa em Gastronomia do Centro de Excelência em Turismo (CET/UnB).

Revisão Técnica
Rita Akutsu

Nutricionista, formada pela Universidade Federal de Pernambuco. Especialista em Administração. Mestre em Nutrição pela Universidade Federal da Bahia. Doutora em Ciências da Saúde pela Universidade de Brasília. Professora da Universidade de Brasília.

Dedicatória

Aos alunos e colegas nutricionistas.

Esperamos que aproveitem o trabalho e continuem a trabalhar pela nutrição.

Agradecimentos

Ao departamento de nutrição da Universidade de Brasília pelo apoio.

Aos professores da área de alimentos pelo incentivo.

Aos alunos que contribuíram para as diversas modificações deste manual.

À faculdade de Ciências da Saúde por disponibilizar a estrutura física e o suporte.

Prefácio à Segunda Edição

Ao longo dos últimos anos, as discussões sobre a identidade profissional do nutricionista nos levaram a buscar respostas alternativas às questões postas até então.

As divergências entre a prática profissional preconizada pela Nutrição e a prática profissional, refletida numa Atenção Dietética que não corresponde à atuação esperada dos nutricionistas enquanto profissionais de saúde, nos fizeram buscar novas formas de ensinar e de aprender a Nutrição. Entre as novas formas de ensinar e de aprender nutrição, está a abordagem dada pelas autoras deste trabalho que compreendem, de fato, que a técnica dietética é, por excelência, a disciplina fulcral da Nutrição.

O presente Manual integra as aulas práticas ao cotidiano e se destaca pela adequação técnica, pela abordagem pragmática dos temas apresentados e pelo caráter científico de seu conteúdo.

Este trabalho permite que a técnica dietética permaneça no caminho traçado até o presente como ciência e contribui para a práxis do nutricionista.

Profa. Dra. Rita Akutsu
Professora de Gestão de Produção
Universidade de Brasília

Prefácio à Primeira Edição

O alimento é o principal instrumento de trabalho do Nutricionista, tanto em suas ações preventivas, em que busca a melhoria da qualidade de vida, quanto no momento em que empreende todo o seu esforço para recuperar a saúde das pessoas.

Atuando no dia-a-dia deste vasto campo de trabalho, temos a árdua missão de traduzir os conhecimentos produzidos pela Ciência da Nutrição para uma linguagem universal, ou seja, uma unidade-padrão que é "o alimento". E, neste contexto, a Técnica Dietética, como disciplina, se propõe, exatamente, a mostrar de forma prática e aplicada a melhor maneira de selecionar, preparar e apresentar os alimentos para o consumo humano.

O presente Manual, eminentemente didático, reúne todas as aulas práticas da disciplina e se destaca pela qualidade técnica, pela adequada abordagem dos temas apresentados e pelo caráter científico de seu conteúdo.

Com este trabalho ganham todos os que atuam na área da Técnica Dietética: os professores, um instrumento de manuseio fácil e prático para a elaboração e a condução de suas aulas; os alunos, um importante e completo guia de orientação de estudos; e os Nutricionistas, o exemplo de que temos colegas interessados em dividir com os outros os conhecimentos adquiridos em sua práxis.

Parabéns às autoras pelo esforço e persistência na execução desta obra, pela criatividade e originalidade de sua apresentação, pela perfeita organização dos assuntos e, principalmente, pela coragem de tornar realidade o anseio pessoal de melhorar seu trabalho a cada dia; isso é próprio de quem ama o que faz!

Parabéns a todos os que vão desfrutar deste trabalho!

Profa. MS. Rahilda Brito Tuma
Professora de Técnica Dietética da
Universidade Federal do Pará
Mestre em Ciência de Alimento

Apresentação

O objetivo de Técnica Dietética é analisar as transformações físico-químicas e organolépticas durante o processamento dos alimentos e preservar a qualidade nutricional dos mesmos. Desta forma, Técnica Dietética como disciplina de ciências nutricionais jamais poderá ser minimizada à simples prática culinária.

A partir das dificuldades enfrentadas no dia-a-dia da prática docente, decorrente reduzido número de bibliografia existente e ao frequente equívoco no emprego dos termos culinária e técnica dietética, o Manual de Laboratório de Técnica Dietética foi criado.

Ele resulta da revisão bibliográfica referente ao assunto e da colaboração de outros professores que visualizam a importância da Técnica Dietética dentro de vários contextos da Ciência de Nutrição.

As aulas práticas estão apresentadas em capítulos de acordo com a distribuição dos assuntos. Essas aulas foram elaboradas para uma duração de 4 horas, pois torna-se inviável executar, avaliar e discutir resultados em tempo inferior.

Sugere-se dividir cada experimento em no mínimo 4 bancadas com 4 alunos em cada, e que cada grupo execute 2 experimentos por aula, para facilitar o andamento das atividades.

A forma de apresentação dos experimentos utilizando tabelas mostrou-se mais favorável para visualização e compreensão de alunos e professores. Todos os ingredientes são apresentados em gramatura para posterior conversão, pelos alunos em medidas caseiras.

Desta forma, o aluno poderá visualizar melhor a relação entre os conhecimentos e informações obtidos na disciplina Técnica Dietética e a sua aplicação prática tanto nos Unidades de Alimentação e Nutrição (UAN's) quanto no atendimento ambulatorial, hospitalar e comunitário.

No final de cada experimento, encontra-se a seção "Avaliação e Comentários" que guiará tanto o professor quanto o aluno na discussão de cada tema e elaboração dos relatórios, cujo modelo é apresentado no anexo 1.

Além disso, são apresentados modelos de Ficha Técnica de Preparação (anexo 2), Ficha de Análise da Preparação (anexo 3) e Conjunto de Listas de Compra e Procedimentos para Realização das Aulas Práticas (anexo 4), com o objetivo de orientar o desenvolvimento dos experimentos e a aquisição dos alimentos a serem utilizados.

O manual foi idealizado e elaborado, principalmente, como resposta ao nosso permanente anseio em confrontar dados teóricos e práticos e especialmente à necessidade de revestir esse confronto de todo o caráter técnico inerente ao processo científico.

Agradecemos ao Departamento de Nutrição da Universidade de Brasília e aos alunos pelas sugestões na elaboração do projeto inicial e pelo apoio na elaboração desta obra que ora apresentamos a todos os que fazem da Técnica Dietética, o seu instrumento de trabalho.

Bom proveito!

Érika Barbosa Camargo
Raquel Assunção Botelho

Índice

1 Peso × Medida Caseira 1

2 Leite 11

3 Ovos 17

4 Carnes 25

5 Aves e Pescados 33

6 Cereais 39

7 Leguminosas 45

8 Agente de Crescimento 51

9 Hortaliças e Frutas 57

10 Gorduras e Óleos 67

11 Adoçantes e Edulcorantes 71

12 Bebidas e Infusões 77

13 Condimentos 83

14 Molhos e Sopas 89

15 Variação de Consistência 97

16 Micro-ondas 107

17 Alimentação Pré-Escolar E Escolar 115

18 Alimentação Vegetariana E Não-Convencional 123

19 Referências Bibliográficas 129

20 Anexos 131
    Anexo 1 – Sugestão de Roteiro para Elaboração
              de Relatórios das Aulas Práticas 131
    Anexo 2 – Ficha Técnica de Preparação 133
    Anexo 3 – Ficha de Análise da Preparação 134
    Anexo 4 – Listas de Compras e Procedimentos para
              Preparo das Aulas Práticas 135
    Anexo 5 – Resposta Simplificadas – Seção Avaliação
              e Comentários 165

Índice Remissivo 197

Capítulo 1

Pesos e Medidas

Erika Barbosa Camargo
Raquel B. A. Botelho

Ao final da aula prática, o aluno deverá atingir os seguintes objetivos:
1. Comparar as medidas caseiras dos ingredientes e seus respectivos pesos e medidas em gramas e em mililitros.
2. Estabelecer a relação entre gramas e mililitros e determinar as densidades de água, óleo vegetal e gordura.
3. Verificar as diferenças entre manipuladores na utilização de medidas caseiras.
4. Reconhecer a importância do desenvolvimento de fichas de preparação com precisão.
5. Verificar os fatores de correção de diferentes alimentos e comparar com os valores teóricos.
6. Verificar os fatores de cocção de diferentes alimentos.
7. Diferenciar per capita e porção.
8. Avaliar a diferença de per capitas e porções entre dois tipos de público-alvo.

Observação:
1. As porcentagens dos condimentos citados na prática estão relacionadas à matéria-prima principal dos experimentos.
2. Para a realização do teste de aceitabilidade deverá ser utilizada a Tabela abaixo, com notas atribuídas por meio de escala hedônica de cinco pontos.

Alimento	Sabor	Cor	Odor	Textura	Aceitabilidade Geral

PESO x MEDIDA CASEIRA

1. Padronização de Utensílios

a. *Medir o volume em mL (usando água) das seguintes medidas*

Utensílios	1ª Medida	2ª Medida	3ª Medida	Média e Desvio Padrão
Copo duplo (de requeijão)				
Xícara de chá				
Xícara de café				
Colher de sopa				
Colher de sobremesa				
Colher de chá				
Colher de café				

Obs: Medir três vezes o volume de água em cada utensílio e depois calcular a média das medidas. Pesar a quantidade de água contida nas três medidas de copo duplo e calcular a média. Posteriormente, dividir a média encontrada para peso pela média do volume e determinar a densidade da água.

2. Técnicas de Pesagem

a. *Ingredientes secos*

Ingredientes	Xícara de chá 1	2	3	M	Colher de sopa 1	2	3	M	Colher de sobremesa 1	2	3	M	Colher de chá 1	2	3	M
Farinha de trigo																
Farinha de milho																
Farinha de mandioca																
Açúcar refinado																
Açúcar cristal																
Polvilho doce																
Amido de milho																
Fermento em pó	–	–	–	–												
Sal	–	–	–	–												
Chocolate em pó																

Técnica

1. Peneirar apenas a farinha de trigo, o polvilho e o amido de milho;
2. Colocar cada um dos ingredientes separados no medidor sem calcar ou acomodar;
3. Nivelar com uma faca;
4. Forrar o prato da balança com guardanapo de papel e tarar a balança.

b. Ingredientes secos sem nivelar

Ingredientes	Colher de sopa			
	1ª	2ª	3ª	Média e Desvio Padrão
Farinha de trigo				
Açúcar refinado				
Amido de milho				

Técnica

1. Peneirar a farinha de trigo e o amido;
2. Colocar cada ingrediente no medidor;
3. Forrar o prato da balança com guardanapo de papel e tarar a balança;
4. Pesar cada ingrediente separadamente.

Avaliação e Comentários

– Comparar os resultados dos experimentos 2a e 2b, destacando a diferença entre os pesos obtidos.

c. Diferença entre manipuladores

Ingredientes	Colher de sopa				
	1ª	2ª	3ª	4ª	Média e Desvio Padrão
Farinha de trigo					

Técnica

1. Forrar o prato da balança com guardanapo de papel e tarar a balança;
2. Peneirar a farinha de trigo;
3. Pesar uma colher de sopa de farinha de trigo (uma pesagem para cada membro do grupo).

Avaliação e Comentários

– Comparar as diferenças de pesagens entre os quatro manipuladores e discutir o reflexo das possíveis diferenças na elaboração de preparações institucionais e dietéticas.

d. Ingredientes líquidos

Ingredientes	Xícara de chá				Colher de sopa				Colher de sobremesa				Colher de chá			
	1	2	3	M	1	2	3	M	1	2	3	M	1	2	3	M
Leite (gramas)																
Leite (mililitro)																
Óleo vegetal (gramas)																

Ingredientes	Xícara de chá				Colher de sopa				Colher de sobremesa				Colher de chá			
	1	2	3	M	1	2	3	M	1	2	3	M	1	2	3	M
Óleo vegetal (mililitro)																
Margarina (gramas)																

Técnica

1. Pesar os utensílios vazios;
2. Verter os líquidos nos medidores e pesar em gramas, em seguida;
3. Verter os líquidos dos utensílios nas provetas e medir em mililitros;
4. Calcular a diferença;
5. Calcar a gordura sólida no utensílio para evitar espaços vazios, nivelar com uma faca e pesar.

Avaliação e Comentários

– Comparar a diferença entre medidas em gramas e mililitros.
– Calcular a densidade do leite, óleo vegetal e margarina.

e. Ovos

INGREDIENTES	Peso com casca	Peso da clara	Peso da gema	Peso do ovo batido
Ovo 1				
Ovo 2				
Ovo 3				
Média				

Técnica

1. Pesar as três unidades separadamente;
2. Abrir os ovos e separar as claras das gemas;
3. Pesar as claras e as gemas separadamente;
4. Juntar a gema e a clara, bater em batedeira até a formação de espuma e pesar;
5. Calcular a média.

Avaliação e Comentários

– Comparar a diferença de peso entre os três ovos.
– Comparar o efeito da incorporação de ar no peso do ovo inteiro batido.

FATOR DE CORREÇÃO, FATOR DE COCÇÃO, DENSIDADE, PER CAPITA E PORÇÃO

1. Fator de Correção (Fc) e Fator de Cocção (Fcy)

Ingredientes	Quantidade	Técnica de Preparo
Banana Batata Cenoura Maçã Pepino Tomate	1 unidade 1 unidade 1 unidade 1 unidade 1 unidade 1 unidade	1. Pesar todos os ingredientes sem lavar. 2. Lavar os ingredientes e secar; pesar novamente. 3. Descascar os ingredientes. Pesar e calcular o fator de correção. 4. Picar a batata à juliana, levar à cocção em calor úmido com 250 mL de água. 5. Ralar a metade da cenoura (deixar crua). Cortar a outra metade à juliana e submeter à cocção em calor úmido com 150 mL de água. 6. Picar metade do pepino, do tomate, da banana e da maçã em cubos e a outra metade em rodelas. 7. Estimar o per capita de cada ingrediente para homem adulto (cardápio trivial). Para as preparações submetidas à cocção, calcular o fator de cocção. Estimar a porção ideal para homem adulto (cardápio trivial). 8. Calcular a densidade do pepino, pesando 100g deste ingrediente e verificando o volume que esta massa comporta. Este procedimento pode ser verificado por meio do deslocamento de água em proveta.

Avaliação e Comentários

– Comparar os resultados do Fc e Fcy com os dados oferecidos na literatura. Criticar.

$$Fc = \frac{PB}{PL} \qquad Fcy = \frac{peso\ cozido}{peso\ cru}$$

– Calcular o % desperdício:

$$\%desperdício = \frac{PB - PL}{B} \times 100$$

– Para calcular a densidade, pesar 100g do ingrediente e verter em uma proveta para medir o volume.
– Qual é o objetivo do cálculo da densidade para utilização em Unidades de Alimentação e Nutrição?
– Comparar a mesma quantidade de pepino e tomate em rodela e em cubos. O per capita continua o mesmo?

Capítulo 1

2. Rendimento

Ingredientes	Quantidade	Técnica de Preparo
Laranja Limão	3 unidades 2 unidades	1. Pesar todos os ingredientes. 2. Higienizar. 3. Cortar uma laranja e um limão ao meio e espremer manualmente o suco de cada um separadamente. Medir e pesar o suco. Calcular o rendimento.

– Repetir a operação (com a laranja e com o limão), utilizando o espremedor elétrico.
– Descascar uma laranja, tirar os caroços e bater no liquidificador com 150mL de água e calcular o rendimento. Posteriormente, coar e calcular o rendimento.

Avaliação e Comentários

– Quantas laranjas são necessárias para fazer um copo de suco de 250 mL com cada procedimento?
– Quantos mililitros de suco de limão são necessários para fazer um copo de 250 mL de limonada para cada procedimento? Qual o percentual de açúcar necessário para adoçar esta preparação?
– Qual é a diferença entre os três tipos de manipulação?
– Comparar os fatores de correção das frutas para o preparo dos sucos.

3. Per Capita e Porção

Ingredientes	Quantidade	Técnica de Preparo
Couve Alface	1 maço 1 maço	1. Pesar o maço de cada ingrediente. 2. Pesar uma folha de couve e de alface (tamanho grande, médio e pequeno). Higienizar e secar as folhas. 3. Picar os ingredientes em tiras finas. 4. Estimar o per capita da couve e da alface para homem adulto (cardápio trivial, salada). 5. Estimar o per capita da couve para homem adulto (cardápio trivial, guarnição). 6. Submeter 200 g de couve à cocção em calor seco com 3 mL de óleo para obter a porção de couve refogada. Calcular o fator de cocção. Calcular a porção.

Avaliação e Comentários

– Por que na alface e na couve crua (salada) o per capita e a porção são iguais?
– Comparar o peso e o volume da couve crua e da alface crua;
– Analisar a proporção de folhas grandes, médias e pequenas presentes em um maço de alface, e avaliar o reflexo destas proporções em medidas caseiras;
– Comparar a diferença entre a porção ideal da couve para salada e guarnição.
– Comparar o mesmo peso de alface em folha (sem corte) e alface cortada em tiras. O per capita continua o mesmo?

3.1. Comparação entre Per Capitas e Porções em Diferentes Cardápios

- Padrão do cardápio: Trivial
- Público-alvo: Trabalhador

a) Arroz refogado

Ingredientes	Quantidade	Técnica de Preparo
Arroz cru Alho Sal Óleo	120 g 1% 1% 2%	1. Pesar o arroz, lavar e pesar novamente. 2. Refogar o alho no óleo. Adicionar o arroz e refogar por 30 segundos. 3. Adicionar o sal e a água fervendo na proporção de 2,5 vezes o volume do arroz. 4. Submeter à cocção. Marcar o tempo (se necessário, adicionar mais água → medir a quantidade adicionada). 5. Após iniciada a ebulição, diminuir a temperatura de cocção para branda. Marcar o tempo. 6. Pesar depois de pronto e anotar a porção. 7. Colocar em um prato e reservar. 8. Calcular o fator de cocção.

b) Feijão simples

Ingredientes	Quantidade	Técnica de Preparo
Feijão cru Sal Alho Cebola Óleo	60 g 1% 0,5% 5 g 2%	1. Pesar todos os ingredientes. 2. Lavar o feijão e colocar de remolho em 400 mL de água. 3. Após iniciada a pressão, marcar 4 minutos e desligar. 4. Pesar depois de pronto com o caldo e sem o caldo e anotar a porção. 5. Refogar o feijão com óleo, alho, cebola e sal. 6. Pesar depois de pronto e anotar a porção. Reservar. 7. Calcular o fator de cocção.

c) Abóbora cozida

Ingredientes	Quantidade	Técnica de Preparo
Abóbora japonesa limpa Sal Salsa	140 g 1% 1 g	1. Retirar a casca da abóbora e pesar. 2. Calcular o fator de correção. 3. Submeter a abóbora à cocção com sal (calor úmido, com metade do peso da abóbora de água). 4. Retirar do fogo quando estiver macio e adicionar a salsa. Marcar o tempo de cocção, definir a porção e reservar. 5. Calcular o fator de cocção.

d) Bife bovino de panela

Ingredientes	Quantidade	Técnica de Preparo
Carne crua limpa Sal Óleo Alho Água	140 g 0,5% 5 mL 0,5% 140 mL	1. Pesar. Temperar com sal e alho. 2. Cortar um bife grande ou 2 pequenos e submeter à cocção com óleo (calor seco). Colocar a água, tampar a panela e deixar reduzir a água pela metade. Marcar o tempo de cocção. 3. Pesar depois de pronto, definir a porção e reservar. 4. Calcular o Fator de cocção.

Avaliação e Comentários

- Montar o prato com os alimentos cozidos e suas porções, acrescentando as porções de alface, tomate e cenoura;
- Calcular o VET e o NDpCAL da refeição;
- Comparar com as recomendações do PAT e criticar;
- Calcular o custo individual;
- Comparar a montagem do prato trivial com o médio;
- Fazer o teste de aceitabilidade das preparações.

- Padrão do cardápio: Médio
- Público-alvo: Executivos

a) Arroz refogado

Ingredientes	Quantidade	Técnica de Preparo
Arroz cru Alho Sal Óleo Água	60 g 1% 1% 2%	1. Pesar o arroz, lavar e pesar novamente. 2. Refogar o alho no óleo. Adicionar o arroz e refogar por 30 segundos. 3. Adicionar o sal e a água fervendo na proporção de 2,5 vezes o volume do arroz. 4. Submeter à cocção. Marcar o tempo (se necessário, adicionar mais água → medir a quantidade adicionada). 5. Após iniciada a ebulição, diminuir a temperatura de cocção para branda. Marcar o tempo. 6. Pesar depois de pronto e anotar a porção. 7. Colocar em um prato e reservar. 8. Calcular o fator de cocção.

b) Feijão com linguiça

Ingredientes	Quantidade	Técnica de Preparo
Feijão cru Sal Alho Cebola Óleo Linguiça Água	30 g 1% 1% 2 g 2% 10 g	1. Pesar todos os ingredientes. 2. Lavar o feijão e colocar de remolho em 400 mL de água. 3. Colocar a linguiça e o feijão submetido ao remolho na panela de pressão com 4 vezes seu volume de água. 4. Após iniciada a pressão, marcar 3 minutos e desligar. 5. Pesar depois de pronto com o caldo e sem o caldo e anotar a porção. 6. Refogar o feijão com óleo, alho, cebola e sal. 7. Pesar depois de pronto e anotar a porção. Reservar. 8. Calcular o fator de cocção.

c) Purê de abóbora

Ingredientes	Quantidade	Técnica de Preparo
Abóbora japonesa limpa Leite Sal Margarina Salsa	100 g 30 mL 1% 5 g 1 g	1. Retirar a casca da abóbora e pesar. 2. Calcular o fator de correção. 3. Submeter a abóbora à cocção com sal (calor úmido, com metade do peso da abóbora de água). 4. Retirar do fogo quando estiver macia. 5. Espremer a abóbora e adicionar leite e margarina. 6. Levar ao fogo até que solte da panela. 7. Pesar, definir a porção, salpicar com a salsa higienizada e reservar.

d) Bife bovino à milanesa

Ingredientes	Quantidade	Técnica de Preparo
Carne crua limpa Alho Sal Farinha de rosca Ovo Óleo	100 g 1% 0,5% 20 g 30 g 200 g	1. Pesar. 2. Cortar um bife grande ou dois pequenos e temperar com alho e sal. 3. Empanar (passar no ovo e na farinha de rosca). 4. Fritar em óleo quente. Pesar o papel toalha em que o bife será colocado para absorção do óleo restante. 5. Pesar, definir porção e reservar. 6. Pesar o óleo restante da panela e o papel toalha após a absorção de óleo. 7. Calcular a quantidade de óleo absorvido pela carne (subtrair do total de óleo utilizado a quantidade de óleo restante na panela e no papel toalha).

Avaliação e Comentários

- Montar o prato com as porções de alimentos cozidos, acrescentando as porções de alface, tomate e cenoura;
- Calcular o VET e o NDpCAL da refeição;
- Comparar com as recomendações do PAT;
- Calcular o custo individual;
- Comparar a montagem do prato trivial com o médio.
- Fazer o teste de aceitabilidade das preparações.

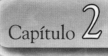

Leite

Erika Barbosa Camargo
Raquel B. A. Botelho
Renata Puppin Zandonadi

Ao final da aula prática, o aluno deverá atingir os seguintes objetivos:
1. Comparar o valor nutritivo, o custo e a qualidade dos leites.
2. Identificar os efeitos do uso de diferentes tipos de leites em preparações à base de leite.
3. Analisar o efeito do pH e da temperatura na coagulação do leite.
4. Comparar o efeito de diferentes métodos de cocção nos produtos à base de leite.
5. Identificar e utilizar diferentes derivados do leite.

Observação:
1. As porcentagens dos condimentos citados na prática estão relacionadas à matéria-prima principal dos experimentos.
2. Para a realização do teste de aceitabilidade deverá ser utilizada a Tabela abaixo, com notas atribuídas por meio de escala hedônica de cinco pontos.

Alimento	Sabor	Cor	Odor	Textura	Aceitabilidade Geral

LEITE

1. Leites Diferentes

a) Modificação do leite após a cocção

Ingredientes	Quantidade	Técnica de Preparo
Leite pasteurizado Leite esterilizado	200 mL 200 mL	1. Medir o leite e dividir em 2 partes iguais (100 mL). 2. Colocar 100 mL de cada leite para ferver separadamente. 3. Deixar esfriar. Verificar a aceitabilidade do leite cru e do fervido entre os alunos. 4. Calcular a porção ideal.

Avaliação e Comentários

- O que acontece com o sabor do leite quando este é fervido?
- Calcular o custo por litro.
- Fazer o Teste de Aceitabilidade e comparar a aceitação entre os leites pasteurizado/esterilizado e "cru"/fervido.

b) Reconstituição dos leites

Ingredientes	Quantidade	Técnica de Preparo
Leite em pó integral instantâneo Água	15 g 100 mL	1. Pesar e medir os ingredientes. 2. Diluir o leite em pó na água e comparar com os leites do item *a*. 3. Calcular a porção ideal.

- Repetir a operação com leite em pó integral não instantâneo (seguir as instruções de diluição da embalagem).
- Repetir a operação com leite em pó desnatado (seguir as instruções de diluição da embalagem).
- Reconstituir leite condensado com 1 medida de leite para 2 de água.
- Reconstituir leite evaporado com 1 medida de leite para 1 de água.

Avaliação e Comentários

- Por que o leite em pó instantâneo tem comportamento diferente quanto à solubilidade?
- Qual é a porcentagem de açúcar encontrada no leite condensado reconstituído?
- Por que o leite evaporado apresenta cor diferenciada? Explique.
- Fazer o Teste de Aceitabilidade.

2. Preparação do Molho Branco

a) Leite pasteurizado

Ingredientes	Quantidade	Técnica de Preparo
Leite pasteurizado Margarina Farinha de trigo Sal	250 mL 10 g 10 g 0,5%	1. Pesar e medir todos os ingredientes. 2. Colocar a margarina em uma panela e levar ao fogo baixo para derreter. 3. Juntar a farinha de trigo e homogeneizar. 4. Juntar o leite previamente aquecido aos poucos, mexer e cozinhar até que a mistura atinja 80°C (usar termômetro). 5. Verter em um prato e calcular a porção ideal para utilização em massas
– Repetir a operação usando leite em pó integral instantâneo. – Repetir a operação usando leite em pó desnatado. – Repetir a operação usando leite esterilizado integral. – Repetir a operação usando leite esterilizado desnatado.		

Sugestão: Cozinhar 200 g de macarrão para definir a porção ideal de molho. Calcular o índice de absorção (IA) do macarrão.

Avaliação e Comentários

– Observar a formação de coalho, separação de gordura e espessamento do molho e justificar a ocorrência dos mesmos?
– Qual é a principal diferença entre os cinco molhos?
– Qual é o leite mais indicado para essa preparação?
– O que aconteceu com a preparação que usou o leite em pó desnatado?
– Fazer o Teste de Aceitabilidade.

3. Leite Acidificado

Ingredientes	Quantidade	Técnica de Preparo
Leite pasteurizado Açúcar refinado Limão	100 mL 10 g 20 mL	1. Medir e pesar todos os ingredientes. 2. Acrescentar o açúcar ao leite levemente aquecido (47°C) e mexer bem. Em seguida, juntar o limão pouco a pouco, mexendo sempre. 3. Deixar em repouso tampado por 40 minutos. 4. Avaliar a formação e a qualidade do coalho.
– Repetir a operação sem a adição do açúcar e comparar os dois tipos coalhos formados.		

Avaliação e Comentários

– Qual é a interferência do açúcar na formação do coalho?
– Por que a indústria utiliza a renina e não o meio acidificado? Citar vantagens e desvantagens.
– Fazer o Teste de Aceitabilidade.

4. Bebida com Chocolate
a) Leite pasteurizado

Ingredientes	Quantidade	Técnica de Preparo
Açúcar refinado Chocolate em pó Sal Água Baunilha Leite pasteurizado	70 g 50 g 0,2% 120 mL 3 gotas 150 mL	1. Pesar e medir todos os ingredientes. 2. Colocar em uma panela o açúcar, o chocolate, o sal, a água e a baunilha e ferver em fogo brando durante 3 minutos para obter um xarope de chocolate ralo. 3. Juntar 20 mL do xarope de chocolate ao leite pasteurizado. 4. Separar 25 mL do leite achocolatado, derramar na proveta e observar a decantação do chocolate em 5, 10 e 15 minutos.

– Repetir a operação usando o xarope com leite em pó integral instantâneo.
– Repetir a operação usando o xarope com leite em pó integral.
– Repetir a operação usando o xarope com leite em pó desnatado.

Avaliação e Comentários
– Qual é o efeito do uso de diferentes leites na decantação?
– Fazer o Teste de Aceitabilidade.

5. Creme *Chantilly*

Ingredientes	Quantidade	Técnica de Preparo
Creme de leite fresco Açúcar refinado Baunilha	180 mL 50 g 5 gotas	1. Pesar e medir todos os ingredientes. 2. Bater em batedeira o creme de leite numa vasilha fria (colocar a vasilha no congelador no dia anterior). 3. Acrescentar o açúcar aos poucos e adicionar a baunilha. 4. Parar de bater quando obtiver uma consistência moldável. *Cuidado para não bater demais.* 5. Calcular a densidade, o porcionamento e o rendimento (peso total).

– Repetir a operação usando creme de leite para chantilly UHT.
– Repetir a operação usando pó para cobertura – creme tipo chantilly, seguindo as instruções de modo de preparo do rótulo.
– Repetir a operação anterior, batendo o creme de leite fresco até a formação de manteiga (não acrescentar açúcar). Retirar o soro e reservar.

Avaliação e Comentários
– O *chantilly* é uma espuma de ar/água?
– Qual é o efeito do açúcar na qualidade do creme?
– O que ocorre se passar do ponto do *chantilly*?
– Houve liberação de soro após a formação da manteiga? Para que é usado? Qual é a composição deste soro?
– Comparar o peso das porções dos diferentes tipos de *chantilly*.
– Fazer o Teste de Aceitabilidade.

6. Creme de Forno

Ingredientes	Quantidade	Técnica de Preparo
Leite pasteurizado Ovo Açúcar refinado Sal Baunilha	250 mL 1 unidade 30 g 0,2% 5 gotas	1. Pesar e medir todos os ingredientes. 2. Aquecer o leite e reservar. 3. Após peneirar a gema para retirada da película, bater o ovo inteiro ligeiramente, acrescentar o açúcar e o sal. 4. Juntar o leite aquecido vagarosamente, misturando sempre, para obter um produto homogêneo. Juntar a baunilha. 5. Verter em forminhas para pudim (15 cm) untadas. 6. Colocar em assadeira rasa, utilizando banho-maria. Levar ao forno a 200°C. 7. Assar até que uma faca inserida no centro saia limpa. (Marcar o tempo). 8. Retirar, deixar esfriar e colocar alguns minutos no refrigerador. 9. Desenformar. Calcular o rendimento, o fator de cocção e a porção ideal.
– Repetir a operação com leite em pó integral instantâneo. – Repetir a operação com leite em pó desnatado. – Repetir a operação com leite condensado reconstituído. – Repetir a operação com leite esterilizado integral. – Repetir a operação com leite esterilizado desnatado. – Repetir a operação com leite evaporado reconstituído.		

Avaliação e Comentários

– Qual é o efeito dos diferentes tipos de leite na elaboração de cremes de forno?
– Qual é o mais aceito e recomendado para esse tipo de preparação?
– Fazer o Teste de Aceitabilidade.

7. Substitutos para Leites

7.1. "Leite de aveia"

Ingredientes	Quantidade	Técnica de Preparo
Aveia Água Sal Açúcar	100 g 300 mL 0,1 g 0,8 g	Colocar a aveia de molho na água em geladeira no dia anterior em recipiente de vidro. Bater no liquidificador com o açúcar e o sal e coar em pano limpo. Calcular o rendimento e fazer teste de aceitabilidade. Se ficar espesso, adicionar mais água e medir a quantidade adicionada.

Sugestão: substituir o açúcar por 4 g de fruta desidratada.

7.2. "Leite de arroz"

Ingredientes	Quantidade	Técnica de Preparo
Arroz cru lavado Água Sal Açúcar	60 g 600 mL 0,1 g 0,8 g	1. Colocar o arroz de molho na água (300 mL) em geladeira no dia anterior. 2. Liquidificar (use a água do molho) acrescentando 300 mL de água, o sal e o açúcar. 3. Cozinhar em fogo baixo, mexendo até levantar fervura. Coar com uma peneira e, posteriormente, com um filtro de papel ou pano limpo. 4. Caso engrosse após o resfriamento, adicionar água para diluição (medir a água adicionada). 5. Calcular o rendimento e fazer o teste de aceitabilidade.

* *Sugestão:* substituir o açúcar por 4 g de fruta desidratada.

7.3. "Leite de amêndoa"

Ingredientes	Quantidade	Técnica de Preparo
Amêndoa Água Sal Açúcar	20 unidades (50 g) 250 mL 0,1 g 0,8 g	1. Colocar as amêndoas de molho na água em geladeira no dia anterior. 2. Retirar a película externa da amêndoa e bater as amêndoas sem película no liquidificador com a água do molho, o sal e o açúcar. 3. Calcular o rendimento e fazer o teste de aceitabilidade.

* *Sugestão:* substituir o açúcar por 4 g de fruta desidratada.

Avaliação e Comentários

– Comparar as características sensoriais do leite de vaca com os substitutos para leite.
– Fazer o teste de aceitabilidade dos substitutos para leite.

Ovos

Erika Barbosa Camargo
Raquel B. A. Botelho
Renata Puppin Zandonadi

Ao final da aula prática o aluno deverá atingir os seguintes objetivos:
1. Determinar o efeito da estocagem e idade na qualidade dos ovos.
2. Descrever fatores que afetam a qualidade de preparações à base de ovos (ovo pochê, ovo cozido, ovo mexido...).
3. Analisar o efeito da temperatura na preparação de produtos à base de ovos.
4. Avaliar o efeito da adição de leite, ácido e bases na coagulação de ovos.
5. Analisar aspectos que interferem na formação de espuma.

Observação:
1. As porcentagens dos condimentos citados na prática estão relacionadas à matéria-prima principal dos experimentos.
2. Para realização do teste de aceitabilidade deverá ser utilizada a tabela abaixo, com notas tribuídas por meio de escala hedônica de cinco pontos.

Alimento	Sabor	Cor	Odor	Textura	Aceitabilidade Geral

OVOS

1. Ovos Cozidos

Ingredientes	Quantidade	Técnica de Preparo
Ovo	6 unidades	1. Colocar água em uma panela média para ferver (a água de cocção deve ser suficiente para cobrir os ovos). 2. Após o início da ebulição, adicionar os seis ovos inteiros (os ovos devem estar na temperatura ambiente) e marcar o tempo de cocção. 3. Retirar o 1º ovo aos 3 minutos de fervura. 4. 2º ovo aos 4 minutos de fervura. 5. 3º ovo aos 5 minutos de fervura. 6. 4º ovo aos 6 minutos de fervura. 7. 5º ovo aos 7 minutos de fervura. 8. 6º ovo aos 10 minutos de fervura. 9. Ao retirar, passar por água corrente fria, descascar e cortar ao meio. 10. Observar o estágio de cocção, o nível de coagulação da clara e da gema. 11. Classificar os estágios de coagulação relacionando com as temperaturas teóricas.

Observação: para a cocção realizada em altas altitudes (onde a ebulição é antecipada), aumentar o tempo de cocção em 1 minuto para cada estágio. No último estágio, aumentar o tempo de cocção em 4 minutos.

2. Formação do Anel Verde

Ingredientes	Quantidade	Técnica de Preparo
Ovo	2 unidades	1. Colocar água, em uma panela pequena, para ferver. 2. Após o início da ebulição, juntar os 2 ovos e cozinhar um dos ovos por 12 minutos e o outro por 18 minutos. 3. Retirar o ovo cozido por 12 minutos e passar em água fria corrente para resfriar rapidamente. 4. Conservar o segundo ovo (18 minutos) na água de cocção até esfriar. 5. Quando frios, descascar e cortar no sentido longitudinal. 6. Observar a formação do anel verde.

Avaliação e Comentários

– Qual é a reação química responsável pela formação do anel verde?
– Fazer o Teste de Aceitabilidade.

3. Cocção à Pochê

Ingredientes	Quantidade	Técnica de Preparo
Ovo	1 unidade	1. Em uma frigideira funda, colocar ± 3 cm de água. Levar ao fogo para ferver. 2. Quebrar o ovo em um pires e escorrer para dentro da água que acabou de ferver. Abaixar o fogo imediatamente e <u>não</u> permitir a fervura (se necessário, retirar a panela do fogo). É importante que a água cubra todo o ovo. 3. Cozinhar em fogo brando por 6 minutos. 4. Retirar o ovo e colocar em um prato. Calcular a porção ideal.

– Repetir a operação acrescentando 1 colher de chá de sal na água em ebulição.
– Repetir a operação acrescentando 1 colher de chá de vinagre na água em ebulição.

Avaliação e Comentários

– Houve formação de franjas?
– Qual é o efeito do sal e do vinagre na cocção do ovo pochê?
– Qual é o efeito do frescor dos ovos na preparação do ovo pochê?
– Fazer o Teste de Aceitabilidade.

4. Ovo Frito

Ingredientes	Quantidade	Técnica de Preparo
Ovo Óleo Sal	1 unidade 8 g 0,5%	1. Pesar os ovos com e sem a casca. 2. Aquecer o óleo na frigideira. 3. Quebrar o ovo em um recipiente pequeno e verter na frigideira em óleo quente. 4. Salpicar o sal sobre o ovo. 5. Retirar o ovo da frigideira e colocar em um prato. 6. Calcular o rendimento, o fator de cocção e a porção ideal.

Avaliação e Comentários

– Comparar a cocção à pochê e o ovo frito.
– Fazer o Teste de Aceitabilidade.

5. Ovos Mexidos

Ingredientes	Quantidade	Técnica de Preparo
Ovo Leite Margarina Sal	1 unidade 15 mL 5 g 0,5%	1. Medir e pesar todos os ingredientes. 2. Bater manualmente os ovos com o leite e o sal. 3. Colocar margarina na frigideira e aquecer. 4. Verter o ovo na frigideira em fogo alto e mexer para desgrudar o que ficar preso na frigideira. Marcar o tempo de cocção. 5. Interromper a cocção antes que perca o brilho. 6. Retirar o ovo da frigideira e colocar em um prato. 7. Calcular o rendimento, o fator de cocção e a porção ideal.
		– Repetir a operação em banho-maria. – Repetir a operação em fogo brando. – Repetir a operação em micro-ondas em potência média por 2 minutos. Após 1 minuto de cocção, abrir o forno e mexer.

6. Omelete

Ingredientes	Quantidade	Técnica De Preparo
Ovo Leite Margarina Sal	2 unidades 30 mL 20 g 0,5%	1. Pesar e medir todos os ingredientes. 2. Quebrar os ovos em um recipiente e bater até a formação de espuma macia. Adicionar o leite e o sal e bater novamente. 3. Aquecer a margarina em frigideira em fogo médio, espalhando-a. 4. Verter a mistura na frigideira aquecida e empurrar as laterais em direção ao centro na medida em que forem cozinhando. Repetir este procedimento até que não escorra mais massa crua. 5. Dobrar a preparação na metade e verter em um prato. 6. Calcular o rendimento, o fator de cocção e a porção ideal.
		– *Omelete suflê:* Repetir a operação batendo as claras e gemas em recipientes separados. Reservar a clara batida em neve. À gema, adicionar o leite e o sal e bater. Posteriormente, misturar as claras em neve, mexendo cuidadosamente. Seguir os demais procedimentos descritos acima.

Avaliação e Comentários

– Qual é a diferença dos quatro métodos de cocção dos ovos mexidos? Qual o mais recomendado?
– Qual é a principal diferença entre o ovo mexido e a omelete?
– Qual a diferença entre os dois tipos de omelete?
– Fazer o Teste de Aceitabilidade.

7. Ovos Cocote

Ingredientes	Quantidade	Técnica de Preparo
Ovo	2 unidades	1. Untar com manteiga uma forminha de aproximadamente 6 cm de diâmetro.
Manteiga	5 g	2. Quebrar os ovos no recipiente.
Creme de leite fresco	60 g	3. Misturar o creme de leite ao sal e verter no recipiente sobre os ovos *sem misturar*.
Sal	0,5%	4. Cozinhar em forno em banho-maria (150°C) por 8 minutos.
Salsa picada	1 g	5. Retirar do forno, colocar sobre a torrada e salpicar a salsa.
Torrada (para acompanhar)	1 unidade	

Avaliação e Comentários

– Fazer o Teste de Aceitabilidade.
– Qual a diferença entre esse tipo de preparação e o ovo pochê?

8. Ovos Como Agente Espessante

8.1. Creme cozido

Ingredientes	Quantidade	Técnica De Preparo
Ovo	1 unidade	1. Pesar e medir todos os ingredientes.
Açúcar refinado	20 g	2. Bater o ovo e misturar o açúcar e o sal.
Sal	0,2%	3. Aquecer o leite. Juntar ao ovo e misturar a baunilha.
Leite	180 mL	4. Levar a mistura para cocção em banho-maria, mexendo constantemente até engrossar *(cuidado para não deixar coagular)*. Marcar o tempo.
Baunilha	5 gotas	5. Medir a temperatura interna do creme.
		6. Verter em uma tigela e deixar esfriar.
		7. Calcular o rendimento, o fator de cocção e a porção ideal.

– Repetir a receita substituindo o ovo inteiro por 2 claras (Cuidado, pois o tempo de cocção é curto e a temperatura é baixa).
– Repetir a receita substituindo o ovo inteiro por 2 gemas.

Avaliação e Comentários

– Por que não podemos colocar o leite fervendo durante a preparação do creme?
– Por que a consistência dos três cremes é extremamente diferente?
– Fazer o Teste de Aceitabilidade.

8.2. Creme assado

Ingredientes	Quantidade	Técnica de Preparo
Ovo Açúcar refinado Sal Leite Baunilha	1 unidade 20 g 0,2% 180 mL 5 gotas	1. Pesar e medir todos os ingredientes. 2. Ligar o forno e aquecer a 200ºC. 3. Bater o ovo e misturar o açúcar e o sal. 4. Aquecer o leite. Juntar ao ovo e misturar a baunilha. 5. Colocar em forminhas para pudim (cerca de 15cm de diâmetro) untadas para cocção ao forno em banho-maria. Marcar o tempo. 6. Estará pronto quando estiver firme. Testar com uma faca introduzida no centro. Se a faca sair limpa, o creme estará pronto. 7. Introduzir o termômetro e medir a temperatura interna do creme. 8. Resfriar e virar sobre um prato. 9. Calcular o rendimento, o fator de cocção e a porção ideal.
– Repetir a receita substituindo o ovo inteiro por 2 claras. – Repetir a receita substituindo o ovo inteiro por 2 gemas.		

Avaliação e Comentários

- Qual é a diferença estrutural entre os cremes de forno e os cozidos?
- Qual é o efeito dos dois métodos de cocção no sabor dos cremes?
- No creme assado, houve formação de porosidades no centro do creme? Em caso afirmativo, explique.
- Fazer o Teste de Aceitabilidade.

9. Formação de Espuma

Ingredientes	Quantidade	Técnica De Preparo

Claras	4 unidades	1. Bater manualmente uma clara de cada vez até atingir os seguintes estágios:
		  a. Espuma
		  b. Espuma macia com picos arredondados
		  c. Espuma dura com picos firmes
		  d. Espuma seca
		2. Marcar o tempo.
		3. Deixar descansar por 20 minutos e medir o líquido que se separa.

– Repetir a experiência com outra clara, levando até o estágio 3, adicionando 1 colher de café nivelada de sal antes de bater. – Repetir a experiência com outra clara, levando até o estágio 3, adicionando 1 colher de sobremesa de água antes de bater. – Repetir a experiência com outra clara, levando até o estágio 3, adicionando 1 colher de chá de óleo vegetal antes de bater. – Repetir a experiência com outra clara, levando até o estágio 3, adicionando 1 colher de chá de gema de ovo antes de bater.		

Avaliação e Comentários

– Qual é o efeito do sal, da água, do óleo e da gema na formação e estabilidade das espumas?
– Qual é a maneira de medir a estabilidade de uma espuma?

10. Mudanças do Ovo após Postura

Ingredientes	Quantidade	Técnica De Preparo
Ovo	2 unidades	1. Armazenar 1 ovo dentro da geladeira por 5 dias e 1 ovo fora da geladeira por 5 dias. 2. No dia da aula, quebrar os ovos em pratos (rasos) separados e avaliar: – centralização da gema; – dificuldade para manter a gema inteira; – alargamento da gema; – clara espessa, clara fluida.

Avaliação e Comentários

– Descrever os possíveis fatores que podem ter contribuído para as diferentes características do ovo (se houver).

Capítulo 4

Carnes

Erika Barbosa Camargo
Raquel B. A. Botelho

Ao final da aula prática, o aluno deverá atingir os seguintes objetivos:
1. Identificar o corte de carne onde a perda de suculência é menor.
2. Determinar o efeito da utilização do forno, como método de cocção, nas carnes e analisar perdas, aparência, suculência, sabor e textura.
3. Comparar diferentes técnicas de cocção da carne e analisar os seus efeitos.
4. Determinar o efeito da cocção no rendimento das carnes e analisar perdas e ganhos.
5. Verificar a técnica de amaciamento de carne por método enzimático.
6. Identificar as técnicas que promovem o amaciamento de carnes durante a cocção (uso de cobertura).

Observação:
1. As porcentagens dos condimentos citados na prática estão relacionadas à matéria-prima principal dos experimentos.
2. Para a realização do teste de aceitabilidade deverá ser utilizada a Tabela abaixo, com notas atribuídas por meio de escala hedônica de cinco pontos.

Alimento	Sabor	Cor	Odor	Textura	Aceitabilidade Geral

CARNES

1. Calor Úmido

1.1. Calor Úmido com Tostadura

Ingredientes	Quantidade	Técnica de Preparo
Bife bovino Sal Óleo Água	2 unidades 0,5% 2,5% 150 mL	1. Cortar os bifes e pesar (per capita bruto). Limpar os bifes e pesar (per capita líquido). Calcular o fator de correção. 2. Temperar os bifes com sal. Pesar novamente. 3. Aquecer uma frigideira untada com óleo em fogo alto. Colocar o bife e deixar corar por 2 minutos de cada lado. 4. Juntar a água aos poucos, tampar e cozinhar em fogo baixo até ficar macio. Marcar o tempo. 5. Pesar os bifes depois de prontos. 6. Calcular o rendimento, o fator de cocção e a porção ideal.

1.2. Calor Úmido sem Tostadura

Ingredientes	Quantidade	Técnica de Preparo
Bife bovino Sal Óleo Água	2 unidades 0,5% 2,5% 150 mL	1. Cortar os bifes e pesar. Limpar os bifes e pesar. Calcular o fator de correção. 2. Temperar os bifes com sal. Pesar novamente. 3. Colocar na frigideira untada e fria a água e os bifes. 4. Submeter à cocção em fogo brando, tampando a panela até ficar macio. Marcar o tempo. Cuidado para a água não secar. Se necessário, adicionar mais água e medir a quantidade de água adicionada. 5. Pesar os bifes depois de prontos. 6. Calcular o rendimento, o fator de cocção e a porção ideal.

Avaliação e Comentários

– O que aconteceria se os cortes de bife fossem feitos no mesmo sentido das fibras? Explicar usando os conhecimentos estruturais da carne.
– Qual é o efeito da tostadura na qualidade dos bifes?
– Qual é o nome comercial usado para este tipo de preparação?
– Você recomendaria a utilização de calor úmido sem tostadura? Justifique a resposta.
– Fazer o Teste de Aceitabilidade.

2. Calor Seco
2.1. Calor Seco – Forno

Ingredientes	Quantidade	Técnica de Preparo
Bife bovino Sal Óleo	2 unidades 0,5% 5%	1. Cortar os bifes e pesar (sem limpar). Limpar os bifes e pesar. Calcular o fator de correção. 2. Temperar os bifes com sal e óleo. Pesar novamente. 3. Colocar os bifes em uma assadeira e levar ao forno (150°C) para assar por 10-20 minutos. Marcar o tempo. 4. Pesar os bifes depois de prontos. 5. Calcular o rendimento, o fator de cocção e a porção ideal.

2.2. Calor Seco – Chapa

Ingredientes	Quantidade	Técnica De Preparo
Bife bovino Sal Óleo	2 unidades 0,5% 5%	1. Cortar os bifes e pesar (sem limpar). Limpar os bifes e pesar. Calcular o fator de correção. 2. Temperar os bifes com sal e pesar novamente. 3. Aquecer a frigideira com óleo. Passar *um bife* durante 2 minutos de cada lado. Pesar depois de pronto. 4. Passar o outro bife durante 4 minutos de cada lado. Pesar depois de pronto. 5. Calcular o rendimento, o fator de cocção e a porção ideal.

2.3. Calor seco – Banho de Óleo

Ingredientes	Quantidade	Técnica De Preparo
Bife bovino Sal Óleo	2 unidades 0,5% 300 mL	1. Cortar os bifes e pesar (sem limpar). Limpar os bifes e pesar. Calcular o fator de correção. 2. Temperar os bifes com o sal e pesar novamente. 3. Aquecer o óleo a 170°C e fritar os bifes imersos em óleo. 4. Fritar um bife durante 2 minutos e o segundo durante 5 minutos. 5. Pesar os bifes depois de prontos. Medir o óleo antes e após a cocção. 6. Calcular o rendimento, o fator de cocção, o índice de absorção do óleo e a porção ideal.

Avaliação e Comentários
- Qual é o efeito do calor seco (forno) na modificação do sabor?
- Qual é o efeito do calor seco (chapa) por um período de tempo prolongado?
- O que acontece com o complexo actina-miosina quando o bife é submetido ao calor seco (banho de óleo)?
- Qual é a porcentagem de óleo absorvida pela preparação em banho de óleo?
- Qual dos três métodos de cocção é mais indicado e por quê?
- Fazer o Teste de Aceitabilidade.

3. Carne com Cobertura

3.1. Cobertura à Milanesa – Fritura e Forno

Ingredientes	Quantidade	Técnica De Preparo
Bife bovino Sal Ovo Farinha de trigo Farinha de rosca Óleo	4 unidades 0,5% 2 unidades 80 g 80 g 400 mL	1. Cortar os bifes e pesar (sem limpar). Limpar os bifes e pesar. Calcular o fator de correção. 2. Temperar os bifes com o sal e pesar. 3. Passar os bifes sequencialmente na farinha de trigo, no ovo batido e na farinha de rosca (empanar). Pesar novamente. 4. Pesar as sobras das coberturas. 5. Aquecer o óleo na frigideira. Fritar dois bifes (um bife por vez) até ficar corado e escorrer sobre guardanapo (pesar o guardanapo antes e depois para obter a quantidade de óleo dispersada). Pesar depois de pronto. Marcar o tempo de cocção. 6. Medir o óleo antes e após a cocção. 7. Calcular o rendimento, o fator de cocção, o índice de absorção de óleo e a porção ideal. 8. Colocar dois bifes para assar em tabuleiro untado em forno aquecido a 200°C por aproximadamente 20 minutos. Marcar o tempo. 9. Calcular o rendimento, o fator de cocção e a porção ideal.

3.2. Cobertura de Forno

Ingredientes	Quantidade	Técnica de Preparo
Bife bovino Sal para o bife Farinha de trigo Amido de milho Sal para a massa Óleo Leite Gema para pincelar	2 unidades 0,5% 80 g 80 g 2 g 80 mL 40 mL 1 unidade	1. Cortar os bifes e pesar. Limpar os bifes e pesar. Calcular o fator de correção. Temperar com sal. 2. Pesar e medir todos os ingredientes da massa. 3. Preparar uma massa peneirando o amido de milho, a farinha e o sal. Adicionar o óleo e amassar com as pontas dos dedos. Adicionar o leite e amassar novamente. 4. Forrar uma assadeira pequena (tipo bolo inglês) com parte da massa. Colocar os bifes na superfície. Cobrir com a massa. Caso sobre massa, pese as sobras. Pincelar com a gema. Pesar. Assar a 200°C até que a massa esteja corada. Marcar o tempo. 5. Pesar os bifes depois de prontos. 6. Calcular o rendimento, o fator de cocção e a porção ideal.

Avaliação e Comentários

- Qual é a principal função das coberturas?
- Qual é a porcentagem de absorção de óleo no bife à milanesa?
- Qual das carnes com cobertura apresenta o maior VET?
- Fazer o Teste de Aceitabilidade.

4. Carne Bovina Moída

4.1. Refogada

Ingredientes	Quantidade	Técnica de Preparo
Carne moída	120g	1. Pesar e medir todos os ingredientes.
Sal	0,5%	2. Aquecer a gordura, refogar os temperos e adicionar a carne
Óleo	8 mL	moída com sal.
Tomate	20 g	3. Submeter à cocção até ficar corado. Adicionar a água. Não
Cebola	10 g	deixar ressecar.
Alho	0,5%	4. Marcar o tempo. Pesar depois de pronto.
Água	25 mL	5. Calcular o rendimento, o fator de cocção e a porção ideal.

4.2. Bolinhos

Ingredientes	Quantidade	Técnica de Preparo
Carne moída	120	1. Pesar e medir todos os ingredientes.
Sal	0,5%	2. Molhar o pão em água e espremer.
Pão	25 g	3. Misturar tudo até ficar homogêneo. Pesar. Fazer 6 bolinhos e
Alho	1%	dividir em 2 grupos de 3 bolinhos. Pesar.
Óleo	300 mL	4. Fritar 3 unidades em óleo quente e cozer 3 unidades em
Água para o pão	15 mL	água fervente.
		5. Marcar o tempo. Pesar após a cocção.
		6. Para a preparação frita, medir o óleo antes e depois e calcular o índice de absorção do óleo. Colocar os bolinhos em guardanapos para retirar o excesso de óleo.
		7. Calcular o rendimento, o fator de cocção e e a porção ideal.

4.3. Assada

Ingredientes	Quantidade	Técnica de Preparo
Carne moída	120 g	1. Pesar e medir todos os ingredientes. Molhar o pão em água e
Sal	0,5%	espremer.
Ovo	1 unidade	2. Misturar tudo até ficar homogêneo. Pesar e colocar em uma
Pão	25 g	forma e levar ao forno a 150°C. Assar durante 20 minutos
Margarina	8 g	ou até que introduzindo um garfo saia um líquido claro e
Alho	1%	transparente. Pesar depois de pronto.
		3. Marcar o tempo de cocção.
		4. Calcular o rendimento, o fator de cocção e a porção ideal.

Avaliação e Comentários

– Qual é a finalidade do uso de preparações com carne moída em UAN?
– Comparar a porcentagem de sal utilizada em carne moída com os demais bifes.
– Qual é a porcentagem de absorção de óleo dos bolinhos fritos?

- Contextualize os métodos de cocção em diferentes áreas de atuação do nutricionista (UAN, dietoterapia e saúde pública).
- Fazer o Teste de Aceitabilidade.

5. Ponto de Assado

Ingredientes	Quantidade	Técnica de Preparo
Contra-filé ou Coxão mole Sal Alho	4 unidades espessas de 250 g cada 0,5% para cada 0,5% para cada	1. Pesar cada peça. Limpar e pesar novamente. Temperar e pesar novamente. 2. Colocar cada peça em uma assadeira. 3. Colocar 3 pedaços a 150°C e 1 pedaço a 250°C. 4. Retirar o pedaço que atingir 65°C no centro geométrico. Fazer um corte e observar. Pesar. 5. Retirar o pedaço que atingir 70°C no centro geométrico. Fazer um corte e observar. Pesar. 6. Retirar o pedaço que atingir 80°C no centro geométrico. Fazer um corte e observar. Pesar. 7. Do forno a 250°C, retirar quando atingir 80°C no centro geométrico. Pesar e cortar. 8. *Atenção: marcar o tempo de cocção.*

Observação
a. Medir o líquido que ficar na assadeira. Verificar se esse líquido predominante é água ou gordura.
b. Calcular o rendimento e a porção ideal para cada pedaço.

Avaliação e Comentários

- Classifique os pontos de assado com suas respectivas temperaturas confrontando com os valores teóricos?
- Qual é o efeito da liberação de água e/ou gordura na maciez?
- Qual é a temperatura interna mais recomendada para UAN?
- Fazer o Teste de Aceitabilidade.

6. Amaciamento Enzimático de Carnes Vermelhas

Ingredientes	Quantidade	Técnica de Preparo
Bife de coxão duro ou músculo Sal Óleo Abacaxi Água	4 unidades 0,5% 5% 150 g 400 mL	1. Cortar os bifes e pesar (sem limpar). Limpar os bifes e pesar. Calcular o fator de correção. 2. Temperar os bifes com sal e pesar novamente. 3. Bater no liquidificador o abacaxi com a água. Colocar *2 bifes* na solução. Retirar um deles com 15 minutos e aquecer a frigideira com óleo. Passar os bifes por 3 minutos de cada lado. Pesar depois de pronto. Retirar o segundo bife após 40 minutos e repetir o procedimento de cocção. 4. Repetir apenas o procedimento de cocção com o terceiro bife. 5. Calcular o rendimento, o fator de cocção e a porção ideal.
– Repetir a experiência com outro bife utilizando 1% de amaciante para carnes. Descansar antes da cocção, conforme instruções do fabricante.		

Avaliação e Comentários

– Comparar a textura dos bifes.
– Qual é o efeito da adição do suco de abacaxi na carne?
– Como o tempo de exposição ao suco de abacaxi influencia na qualidade da carne?
– Qual é o efeito do amaciante industrial na carne bovina?
– Fazer o Teste de Aceitabilidade.

Capítulo 5

Aves e Pescados

Erika Barbosa Camargo
Raquel B. A. Botelho

Ao final da aula prática, o aluno deverá atingir os seguintes objetivos:
1. Descrever o efeito do calor e do ácido na coagulação da proteína de peixe.
2. Comparar o efeito de diferentes métodos de cocção nos pescados.
3. Determinar o método de cocção ideal para posta de peixe e filé de peixe.
4. Analisar o efeito da temperatura nos pescados.
5. Avaliar o efeito dos diferentes processos de cocção no rendimento, sabor e suculência das aves.
6. Analisar o efeito da temperatura durante a cocção das aves.
7. Determinar a porção ideal de frango e confrontar o valor nutricional do frango sem desossar e o desossado.
8. Determinar a porção ideal de peixe (posta e filé).

Observação:
1. As porcentagens dos condimentos citados na prática estão relacionadas à matéria-prima principal dos experimentos.
2. Para a realização do teste de aceitabilidade deverá ser utilizada a Tabela abaixo:

Alimento	Sabor	Cor	Odor	Textura	Aceitabilidade Geral

AVES

1. Calor Seco

1.1. Frango Assado

Ingredientes	Quantidade	Técnica de Preparo
Frango Sal Alho Vinagre	1/2 unidade 1% 2% 20 mL	1. Pesar o frango (inteiro com pele e carcaça), limpar (retirar excesso de gordura e miúdos, manter a pele) e pesar novamente. Calcular o fator de correção. 2. Lavar em água corrente e pesar. 3. Dividir em pedaços (coxas, sobrecoxas, asas etc.). Pesar. 4. Temperar com alho, sal e vinagre e deixar em repouso por 30 minutos. Pesar após este tempo. 5. Colocar em assadeira com a pele e levar ao forno brando (165°C) até liberar líquido quando espetado com um garfo. Aumentar a temperatura para 200°C para obter um dourado uniforme. Marcar o tempo. 6. Calcular o rendimento, o fator de cocção e a porção ideal. 7. Desossar e anotar o percentual de ossos de cada pedaço.

1.2. Frango Frito

Ingredientes	Quantidade	Técnica de Preparo
Frango Sal Alho Vinagre Óleo	1/2 unidade 1% 2% 20 mL 400 mL	1. Pesar o frango (inteiro com pele e carcaça), limpar (retirar excesso de gordura e miúdos, manter a pele) e pesar novamente. Calcular o fator de correção. 2. Lavar em água corrente e pesar. 3. Dividir em pedaços (coxas, sobrecoxas, asas etc.). Pesar. Deixar a pele de cada parte. 4. Temperar com o sal, alho e vinagre. Deixar em repouso por 30 minutos. Pesar após este tempo. 5. Fritar em óleo a 170°C até que fique dourado. Marcar o tempo. Medir o óleo após a cocção (esperar esfriar). 6. Colocar os pedaços sobre papel absorvente para retirar o excesso de óleo. 7. Calcular o rendimento, o fator de cocção e a porção ideal. 8. Desossar e anotar o percentual de ossos de cada pedaço.

1.3. Cobertura à Milanesa

Ingredientes	Quantidade	Técnica de Preparo
Frango Ovo Farinha de trigo Farinha de rosca Óleo Sal Alho	½ unidade 1 unidade 50 g 70 g 400 mL 1% 2%	1. Pesar o frango (inteiro com pele e carcaça), limpar (retirar excesso de gordura e miúdos e a pele também) e pesar novamente. Calcular o fator de correção. 2. Temperar com sal e alho e deixar em repouso por 30 minutos. Pesar após este tempo. 3. Passar os pedaços de frango na farinha de trigo, no ovo batido e na farinha de rosca (empanar). Pesar novamente. 4. Pesar as sobras das coberturas. 5. Aquecer o óleo na frigideira. Fritar cada pedaço até ficar corado e escorrer o óleo sobre guardanapo. Pesar depois de pronto. Marcar o tempo de cocção. 6. Colocar os pedaços sobre papel absorvente para retirar o excesso de óleo. 7. Calcular o rendimento, o fator de cocção e a porção ideal. 8. Medir o óleo após a cocção (esperar esfriar).

Avaliação e Comentários

- Calcular e comparar a absorção de óleo para o frango frito e para o frango à milanesa.
- Qual é a porcentagem de interferência dos ossos no cálculo do per capita?
- Qual é o efeito do uso de cobertura e fritura para a cocção de aves com ossos?
- Qual é a diferença de comportamento entre os cortes de aves? Por quê?
- Explicar a maior proporção de sal e alho adicionado a carnes de frango em comparação às carnes vermelhas.
- Avaliar a cocção das carnes nas regiões próximas aos ossos.
- Explique o motivo de se lavar as carnes de frango. O mesmo procedimento é utilizado em carnes vermelhas? Por quê?
- Fazer o Teste de Aceitabilidade.

2. Calor Úmido

2.1. Frango Ensopado

Ingredientes	Quantidade	Técnica de Preparo
Frango Sal Alho Vinagre Água	1/2 unidade 1% 2% 20 mL 500 mL	1. Pesar o frango (inteiro com pele e carcaça), limpar (retirar excesso de gordura e miúdos e a pele também) e pesar novamente. Calcular o fator de correção. 2. Lavar em água corrente. Pesar. 3. Dividir em pedaços (coxas, sobrecoxas, asas etc.). 4. Temperar com sal, alho e vinagre e deixar em repouso por 15 minutos. Pesar após este tempo. 5. Pesar. Separar 1 pedaço de peito para experimento. 6. Colocar em uma panela grande e cozinhar com pequenas quantidades de água até ficar macio e com pouco molho. 7. Marcar o tempo. Pesar o frango sem molho. Calcular o rendimento, o fator de cocção e a porção ideal. 8. Desossar e anotar o percentual de ossos de cada pedaço.

Avaliação e Comentários

- Qual é a vantagem da cocção por calor úmido no contexto da dietoterapia?
- Qual é a diferença do tempo de cocção entre os itens 1a, 1b, 1c e 2a?
- Fazer o Teste de Aceitabilidade.

3. Cocção em Micro-ondas

Ingredientes	Quantidade	Técnica De Preparo
Peito de frango Sal Alho Vinagre	160 g 1% 2% 3 mL	1. Pesar o peito, retirar peles e tecido conectivo e pesar novamente. Calcular o fator de correção. 2. Lavar em água corrente. Pesar. 3. Temperar com sal, alho e vinagre e deixar em repouso por 15 minutos. Pesar após este tempo. 4. Colocar em uma vasilha apropriada para micro-ondas e submeter à cocção por 4 minutos em potência alta e deixar descansar por mais 3 minutos. 5. Pesar o peito cozido. Calcular o rendimento, o fator de cocção e a porção ideal.

Avaliação e Comentários

- Como ocorre a cocção no micro-ondas?
- Comparar os itens do teste de aceitabilidade com os outros métodos de cocção?
- Como ocorre o desenvolvimento de cor no micro-ondas?
- Fazer o Teste de Aceitabilidade.

PEIXES

1. CALOR SECO

1.1. Peixe Assado

Ingredientes	Quantidade	Técnica De Preparo
Filé de peixe Posta de peixe Alho Sal Suco de limão Óleo	1 unidade 1 unidade 1% 0,5% 25 mL 3 mL	1. Pesar os diferentes cortes de peixes. Retirar peles e tecido conectivo e pesar novamente. Calcular o fator de correção. 2. Lavar em água corrente e pesar. 3. Temperar com sal, alho e limão e deixar em repouso por 30 minutos. Pesar após 30 minutos. 4. Untar com óleo 2 assadeiras pequenas e levar ao forno brando 150°-165°C até amaciar, sem ficar seco. Marcar o tempo de cocção. 5. Pesar. Calcular o rendimento, o fator de cocção e a porção ideal. 6. Retirar as espinhas grandes e as partes inaproveitáveis. Pesar. Calcular o percentual de partes não comestíveis.

1.2. Peixe Frito

Ingredientes	Quantidade	Técnica de Preparo
Filé de peixe Posta de peixe Alho Sal Suco de limão Óleo Farinha de trigo ou fubá	1 unidade 1 unidade 1% 0,5% 25 mL 200 mL 50 g	1. Pesar os diferentes cortes de peixes. Retirar peles e tecido conectivo e pesar novamente. Calcular o fator de correção. 2. Lavar em água corrente e pesar. 3. Temperar com sal, alho e limão e deixar em repouso por 30 minutos. Pesar após os 30 minutos. 4. Passar os peixes na farinha de trigo. Pesar e fritar em óleo quente (170°C) até dourar. Pesar as sobras de farinha. 5. Marcar o tempo de cocção. Pesar o peixe frito e medir o óleo depois da cocção. 6. Calcular o rendimento, o fator de cocção e a porção ideal. 7. Retirar as espinhas grandes e as partes inaproveitáveis. Pesar. Calcular o percentual de partes não comestíveis.

Avaliação e Comentários

– Qual o corte (filé ou posta) obteve melhor comportamento em cada um dos métodos de cocção?
– Qual é a porcentagem de absorção de óleo no peixe frito?
– Qual é o efeito do calor seco (assado) na qualidade do sabor de peixes?
– Fazer o Teste de Aceitabilidade.

2. Calor Úmido

2.1. Peixe Ensopado

Ingredientes	Quantidade	Técnica de Preparo
Filé de peixe Posta de peixe Alho Sal Suco de limão Óleo Cebola Tomate Cheiro verde Água	1 unidade 1 unidade 1% 0,5% 25 mL 2 mL 15 g 30 g 7 g 300 mL	1. Pesar os diferentes cortes de peixes. Retirar peles e tecido conectivo e pesar novamente. Calcular o fator de correção. 2. Lavar em água corrente e pesar. 3. Temperar com sal, alho e limão e deixar em repouso por 30 minutos. Pesar após os 30 minutos. 4. Refogar na mesma panela o tomate, a cebola, o cheiro verde picados e o óleo. Acrescentar o peixe. 5. Cozinhar em fogo brando. Marcar o tempo. 6. Pesar os cortes após a cocção sem o molho. 7. Calcular o rendimento e o fator de cocção. 8. Separar as espinhas grandes e as partes inaproveitáveis. Pesar novamente. Calcular o percentual de partes não comestíveis.

2.1. Peixe no Micro-ondas

Ingredientes	Quantidade	Técnica de Preparo
Filé Sal Alho Limão	1 unidade 0,5% 1% 8 mL	1. Pesar e medir todos os ingredientes. 2. Pesar, retirar peles e tecido conectivo e pesar novamente. Calcular o fator de correção. Lavar em água corrente e pesar. 3. Temperar e deixar por 30 minutos em repouso. Pesar após os 30 minutos. 4. Levar ao micro-ondas por 3 minutos em potência alta. Deixar descansar por mais 3 minutos. 5. Pesar a preparação. Calcular o rendimento, o fator de cocção e a porção ideal.

Avaliação e Comentários

– Comparar o comportamento do filé e da posta na preparação de peixe ensopado. Qual corte é mais sensível a este tipo de cocção e por quê? Comparar o tempo de preparo entre a posta e o filé e analisar sua aplicabilidade em UAN.
– Avaliar o efeito do micro-ondas na cocção do filé de peixe. Avaliar sua viabilidade em UAN e dietoterapia.
– Fazer o Teste de Aceitabilidade.

3. Efeito do Marinado na Coagulação Proteica

Ingredientes	Quantidade	Técnica de Preparo
Cubos de peixe (dourado) Sal Água Limão Vinagre	8 unidades 20 g 50 mL 50 mL 50 mL	1. Pesar 4 grupos contendo 2 cubos de peixe cada. Separar. 2. Lavar em água corrente e pesar. 3. Cada grupo receberá um pré-preparo diferenciado. 4. O primeiro grupo será o padrão (sem marinar). No segundo grupo, marinar com limão por 1 hora. 5. No terceiro grupo, marinar com vinagre por 1 hora. No quarto grupo, marinar com água e sal por 1 hora. 6. Pesar os cubos de peixe. 7. Submeter à cocção (calor úmido) em panelas separadas por 8 minutos cada, adicionando pequena quantidade de água, somente para cobrir os pedaços (não adicionar os líquidos do marinado à cocção). 8. Retirar do fogo e calcular o fator de cocção.

Avaliação e Comentários

– Comparar o grau de coagulação entre os três tipos de marinado com o padrão.
– Quais dos agentes (calor, limão, vinagre ou sal) têm maior efeito na coagulação da fração proteica do pescado?
– Fazer o Teste de Aceitabilidade.

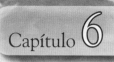

Cereais

Erika Barbosa Camargo
Raquel B. A. Botelho
Renata Puppin Zandonadi

Ao final da aula prática, o aluno deverá atingir os seguintes objetivos:
1. Avaliar o rendimento, o tempo e o método de cocção de cereais em grão.
2. Analisar o efeito de diferentes concentrações de farinhas e amido nos produtos.
3. Demonstrar o diferente grau de gelatinização entre farinhas diversas.
4. Comparar o efeito do amido dextrinizado na gelatinização do amido.
5. Avaliar o efeito do uso de micro-ondas na cocção de cereais.

Observação:
1. As porcentagens dos condimentos citados na prática estão relacionadas à matéria-prima principal dos experimentos.
2. Para a realização do teste de aceitabilidade deverá ser utilizada a Tabela abaixo, com notas atribuídas por meio de escala hedônica de cinco pontos.

Alimento	Sabor	Cor	Odor	Textura	Aceitabilidade Geral

CEREAIS

1. Cocção de Cereais

1.1. Calor Úmido

a. Cocção em Água

Ingredientes	Quantidade	Técnica de Preparo
Arroz polido Arroz parbolizado Arroz integral Arroz cateto Trigo para quibe Canjica Sal	100 g 100 g 100 g 100 g 100 g 100 g 0,5% cada	1. Pesar e medir todos os ingredientes. 2. Colocar separadamente cada cereal para cozinhar em 2,5 vezes do seu peso de volume de água fervente acrescido do sal. 3. Levar ao fogo em panela tampada e quando ferver abaixar a chama para cozinhar lentamente. Marcar o tempo. 4. Se necessário, juntar mais água (medir). 5. Retirar do fogo quando estiver gelatinizado. Medir a temperatura. 6. Pesar. Calcular o rendimento, o fator de cocção e a porção ideal.

– Repetir a operação refogando o arroz branco em 5 mL de óleo e, em seguida, acrescentando a água. Comparar os resultados com o arroz sem refogar.

Avaliação e Comentários
- Calcular a absorção de água para cada tipo de cereal utilizado.
- Por que a absorção se diferencia nos diferentes tipos de arroz?
- Explique o que é arroz parbolizado.
- Para que utilizamos trigo para quibe em UAN?
- Qual é o efeito de refogar o arroz?
- Comparar os diferentes tipos de arroz em relação ao rendimento, à qualidade nutricional e à aceitação.
- Fazer o Teste de Aceitabilidade.

b. Cuscuz de Milho

Ingredientes	Quantidade	Técnica de Preparo
Milharina Sal Água Manteiga	250 g 0,5% 125 mL 25 g	1. Hidratar a milharina com água em um refratário. Adicionar a água aos poucos. Caso seja necessário, acrescentar mais água e medir a quantidade adicionada. 2. Adicionar o sal e misturar por 3 minutos. Deixar descansar por aproximadamente 30 minutos. Colocar em uma cuscuzeira sem apertar a massa. 3. Cozinhar em banho-maria por 20 minutos. Colocar a manteiga por cima. 4. Calcular o rendimento, o fator de cocção e a porção ideal.

1.2. Calor Seco
a. Pipoca

Ingredientes	Quantidade	Técnica de Preparo
Milho para pipoca Óleo Sal	100 g 30 mL 2%	1. Pesar e medir todos os ingredientes. 2. Colocar o óleo na panela e aquecer em fogo alto. 3. Adicionar o milho e tampar a panela. 4. Assim que iniciar a estourar, abaixar o fogo. Marcar o tempo. Adicionar o sal. 5. Calcular o rendimento, o fator de cocção e a porção ideal.
– Repetir o procedimento colocando o milho para pipoca em um refratário de vidro que vá ao micro-ondas. Tampar com tampa própria para micro-ondas. Aquecer em potência alta por aproximadamente 7 minutos. Adicionar o sal. – Repetir o procedimento colocando o milho para pipoca em um refratário de vidro que vá ao micro-ondas com 15ml de óleo. Tampar com tampa própria para micro-ondas. Aquecer em potência alta por aproximadamente 7 minutos. Adicionar o sal. – Repetir o experimento usando 1 pacote de pipoca natural para micro-ondas, seguindo as instruções da embalagem.		

Avaliação e Comentários

– Comparar os dois métodos de cocção para a cocção de milho? Por que essas diferenças ocorrem?
– Comparar a composição nutricional dos quatro tipos de pipoca produzidos. Qual seria o mais recomendado?
– Fazer o Teste de Aceitabilidade.

b. Tapioca

Ingredientes	Quantidade	Técnica De Preparo
Polvilho doce Água Manteiga	100 g 60 g 15 g	1. Colocar o polvilho em um recipiente e aos poucos acrescentar a água. 2. Misturar com as mãos. 3. Passar a massa por uma peneira. 4. Espalhar a manteiga em uma frigideira com o auxílio de um guardanapo. 5. Aquecer a frigideira e espalhar a massa peneirada em camada fina, de forma a cobrir a frigideira. 6. Deixar cozinhar, até que solte da frigideira, e virar para o outro lado. Marcar o tempo. 7. Calcular o rendimento, o fator de cocção e a porção ideal.

Observação

– Apesar de a tapioca ser produzida com polvilho, oriundo da mandioca, ela foi incluída nesse capítulo por ser um farináceo que se assemelha às farinhas de cereais.

2. Gelatinização do Amido
2.1. Variação de Farinhas

Ingredientes	Quantidade	Técnica de Preparo
Leite	100 mL	1. Pesar e medir todos os ingredientes.
Farinha de trigo	3%	2. Adicionar cada farinha a cada parte de leite (100 mL).
Farinha de milho	3%	3. Adicionar o açúcar ao volume do leite.
Farinha de aveia	3%	4. Levar ao fogo, utilizando panelas pequenas, mexendo até
Farinha de fubá	3%	completar a gelatinização, de acordo com as temperaturas do
Farinha de arroz	3%	quadro abaixo. Marcar o tempo.
Amido de milho	3%	5. Colocar em um prato e deixar esfriar.
Polvilho	3%	6. Calcular o rendimento, o fator de cocção e a porção ideal para
Açúcar refinado	6%	molho, mingau e sonda.

– Repetir a operação utilizando 5% de cada farinha com as mesmas quantidades de leite e açúcar.
– Repetir a operação utilizando 10% de cada farinha com as mesmas quantidades de leite e açúcar.

Temperaturas de Gelatinização

Alimento	Temperatura	Alimento	Temperatura
Farinha de trigo	77°C	Farinha de fubá	80°C
Farinha de milho	80°C	Farinha de arroz	74°C
Farinha de aveia	85°C	Amido de milho	70°C
Polvilho	74°C		

2.2. Farinhas Torradas

Ingredientes	Quantidade	Técnica de Preparo
Leite	100 mL	1. Pesar e medir todos os ingredientes.
Farinha de trigo	3%	2. Levar separadamente cada farinha ao fogo para torrar, até
Farinha de milho	3%	ficar ligeiramente dourada. Deixar esfriar. Adicionar o leite
Farinha de aveia	3%	e o açúcar.
Farinha de fubá	3%	3. Levar ao fogo, mexendo sempre, até completar a
Farinha de arroz	3%	gelatinização, de acordo com a temperatura de cada
Amido de milho	3%	farinha enumerada no quadro acima. Marcar o tempo.
Polvilho	3%	4. Colocar em um prato e deixar esfriar.
Açúcar refinado	6%	5. Calcular o rendimento, o fator de cocção e a porção ideal para molho, mingau e via sonda.

– Repetir a operação utilizando 5% de cada farinha com as mesmas quantidades de leite e açúcar.
– Repetir a operação utilizando 10% de cada farinha com as mesmas quantidades de leite e açúcar.

Avaliação e Comentários

- Qual é o nome utilizado tecnologicamente para as farinhas torradas?
- Qual é o efeito do uso de farinhas torradas na gelatinização?
- Farinhas torradas possuem o mesmo valor nutricional de farinhas cruas?
- Qual é a porcentagem ideal de farinha para a elaboração de molho, mingau, via sonda e pudim?
- Qual é o efeito do açúcar nas diferentes concentrações de farinhas?
- Existe uma concentração de farinha e de açúcar mais adequada? Por quê?
- Podem-se usar as mesmas concentrações de farinhas cruas e torradas para uma mesma preparação (por exemplo: polenta)?
- Fazer o Teste de Aceitabilidade.

A consistência pode ser avaliada como:

Farinha ( )%	Muito Ralo (Mamadeira)	Ralo (Mingau de Prato)	Consistente (Creme)	Muito Consistente (Creme de Corte)
Farinha de trigo				
Farinha de milho				
Farinha de aveia				
Fubá				
Farinha de arroz				
Amido de milho				
Polvilho				

Capítulo 7

Leguminosas

Erika Barbosa Camargo
Raquel B. A. Botelho
Renata Puppin Zandonadi

Ao final da aula prática, o aluno deverá atingir os seguintes objetivos:
1. Identificar o rendimento e o tempo de cocção das diferentes leguminosas em diferentes procedimentos.
2. Preparar e comparar alimentos de origem vegetal com alto teor de proteína.
3. Demonstrar a produção de preparações obtidas a partir de leguminosas.
4. Comparar o efeito do remolho no rendimento das leguminosas.
5. Avaliar a aplicabilidade da fabricação de leite de soja em Unidades de Alimentação e Nutrição (UAN).

Observação:
1. As porcentagens dos condimentos citados na prática estão relacionadas à matéria-prima principal dos experimentos.
2. Para a realização do teste de aceitabilidade deverá ser utilizada a Tabela abaixo, com notas atribuídas por meio de escala hedônica de cinco pontos.

Alimento	Sabor	Cor	Odor	Textura	Aceitabilidade Geral

LEGUMINOSAS

1. Calor Úmido Sob Pressão

1.1. Cocção de Leguminosas com Remolho

Ingredientes	Quantidade	Técnica de Preparo
Feijão preto Feijão carioca Grão de bico Lentilha	100 g 100 g 100 g 100 g	1. Pesar os ingredientes, lavar, colocar cada leguminosa de remolho em 500 mL de água na véspera da aula (10-12 horas). 2. No dia da aula, escorrer a água, pesar a leguminosa e calcular a absorção de água (Índice de Reidratação). 3. Para o grão de bico, separar a metade e retirar a película que envolve o grão. Pesar novamente. Na outra metade, deixar com a película. 4. Submeter à cocção (calor úmido sob pressão) as leguminosas com película e sem película e demais leguminosas em panelas separadas. Juntar a água para completar 3,5 vezes do volume em relação ao peso dos grãos secos. Depois de iniciada a eliminação do vapor na panela de pressão, abaixar o fogo e cozinhar por 2 a 3 minutos. Para a lentilha, cozinhar por 1 minuto. 5. Retirar a panela do fogo e deixar a pressão diminuir. Abrir com cuidado. 6. Se houver necessidade, acrescentar mais água (medir) até cobrir os grãos e reiniciar a cocção, marcar o tempo. Marcar o tempo. 7. Pesar o grão sem caldo e medir o caldo em proveta. Calcular o rendimento de cada leguminosa e a porção ideal com e sem caldo.

Observação
- O feijão carioca deverá ser utilizado na preparação de tutu de feijão (item 4.1).

1.2. Cocção de Leguminosas sem Remolho

Ingredientes	Quantidade	Técnica de Preparo
Feijão preto Feijão carioca Grão de bico Lentilha	100 g 100 g 100 g 100 g	1. Pesar os ingredientes e lavar. 2. Colocar água na proporção de 6 vezes o volume dos grãos em panelas de pressão. Acrescentar os grãos separadamente. 3. Depois de iniciada a eliminação do vapor da panela, abaixar o fogo e cozinhar por 2 a 3 minutos. 4. Retirar a panela do fogo e deixar a pressão diminuir. Abrir com cuidado. 5. Se houver necessidade, acrescentar mais água (medir) e reiniciar a cocção. Marcar o tempo. 6. Pesar o grão sem caldo e medir o caldo em proveta. Calcular o rendimento de cada leguminosa e a porção ideal com e sem caldo.

1.3. Cocção de Feijão com Fervura Prévia (Remolho Especial)

Ingredientes	Quantidade	Técnica de Preparo
Feijão carioca	100 g	1. Pesar e lavar o feijão. 2. Colocar água na proporção de 3 vezes o volume dos grãos em panela de pressão. 3. Juntar os grãos secos e levar ao fogo. Assim que levantar fervura, marcar 2 minutos e apagar a chama. 4. Deixar em repouso na mesma água por uma hora. Após esse tempo, levar a leguminosa à cocção sob pressão. 5. Depois de iniciada a eliminação do vapor da panela de pressão, abaixar o fogo e cozinhar por 2 a 3 minutos. 6. Retirar a panela do fogo e deixar a pressão diminuir. Abrir com cuidado. 7. Se houver necessidade, acrescentar mais água (medir) até cobrir os grãos e reiniciar a cocção, marcar o tempo. Marcar o tempo. 8. Pesar o grão sem caldo e medir o caldo em proveta. Calcular o rendimento e a porção ideal com e sem caldo.

Observação

– O feijão carioca deverá ser utilizado na preparação de feijão refogado (item 4.2).

Avaliação e Comentários

– Por que a água do remolho do item 1.1 não deve ser aproveitada para cocção? Qual o reflexo na qualidade nutricional deste alimento?
– Qual é o efeito da cocção do grão de bico com e sem película?
– Montar um quadro comparativo com os diferentes tempos de cocção, índices de reidratação, índice de absorção e fator de cocção.
– Comparar o rendimento e o tempo de cocção das leguminosas com remolho e sem remolho.
– Comparar a cor entre o feijão carioca com fervura prévia e com remolho tradicional.
– Qual é o efeito da técnica de fervura prévia na qualidade nutricional do feijão?
– A técnica de fervura prévia pode ser viável em UAN?
– Fazer o Teste de Aceitabilidade.

2. Soja

2.1. "Leite de Soja"

Ingredientes	Quantidade	Técnica de Preparo
Soja em grão Sal Açúcar refinado Água	100 g 1,5 g 25 g 3 litros	1. Medir e pesar todos os ingredientes. 2. Pesar os grãos. Ferver 1 litro de água. Colocar os grãos em água fervente por 5 minutos. Escorrer e lavar os grãos em água corrente. 3. Colocar 2 litros de água para ferver e cozinhar os grãos por 5 minutos. Deixar esfriar. 4. Bater os grãos no liquidificador com a água de cocção por 3 minutos. Levar ao fogo em chama alta até levantar fervura, abaixar a chama e ferver por 10 minutos, mexendo sempre. Deixar esfriar. 5. Coar em filtro de pano, espremendo bem. Reservar o resíduo para ser utilizado no item 2.2. 6. Levar o "leite" novamente ao fogo e ferver por 2 minutos. 7. Adicionar o açúcar e o sal. Marcar o tempo total de preparo. 8. Calcular o rendimento e a porção ideal.

2.2. Croquetes de Massa de Soja

Ingredientes	Quantidade	Técnica de Preparo
Resíduo de soja Cebola ralada Cheiro verde Sal Ovo Farinha de trigo Farinha de rosca Óleo	Item 2.1 5 g 2 g 1% 1 unidade 10 g 80 g 300 g	1. Pesar todos os ingredientes. 2. Misturar ao resíduo, as hortaliças picadas, sal, ovo e farinha de trigo. 3. Fazer os croquetes. Contar e pesar. 4. Passar os croquetes na farinha de rosca e pesar novamente. 5. Fritar em óleo quente, retirar do óleo e colocar em papel absorvente. Pesar os croquetes. Marcar o tempo. Medir o óleo antes e depois da cocção. 6. Após fritar os bolinhos, colocá-los em papel absorvente para remover o excesso de óleo. 6. Calcular o rendimento, o fator de cocção e a porção ideal.

2.3. Soja Especial

Ingredientes	Quantidade	Técnica de Preparo
Soja em grão Sal Água	100 g 2% 300 mL	1. Pesar a soja. 2. Na véspera da aula, submeter a soja ao remolho. 3. No dia da aula, escorrer a água. Pesar os grãos. Calcular o índice de reidratação. Retirar a película. Colocar em uma assadeira e levar ao forno a 200°C por aproximadamente 1 hora. A soja tem que ficar crocante (igual a amendoim). Temperar com sal. 4. Calcular o rendimento, o fator de cocção e a porção ideal.

Avaliação e Comentários

- Calcular o valor nutricional do amendoim comum e comparar com a soja torrada.
- Pode-se substituir o leite de vaca pelo leite de soja? Em que contexto?
- Qual é a porcentagem de absorção de óleo dos croquetes de soja?
- Os croquetes podem ser utilizados como guarnição?
- Fazer o Teste de Aceitabilidade.

3. Feijão Fradinho
3.1. Salada

Ingredientes	Quantidade	Técnica de Preparo
Feijão fradinho Tomate Cebola Cheiro verde Sal Azeite Água (cocção)	50 g 2 unidades peq. ½ unidade peq. 4 g 0,5% 5 mL 200 mL	1. Pesar e medir todos os ingredientes. No dia anterior a aula, colocar o feijão de remolho em 250 mL de água (10-12 horas). 2. No dia da aula, escorrer a água e pesar o feijão. Calcular o índice de reidratação. 3. Submeter à cocção (calor úmido sob pressão) com 200 mL de água. Depois de iniciada a liberação do vapor na panela de pressão, abaixar o fogo e cozinhar por 2 a 3 minutos. 4. Retirar a panela do fogo e deixar a pressão diminuir. Abrir com cuidado. Cuidado para não deixar o grão excessivamente cozido. Pesar após a cocção. Reservar. 5. Higienizar o tomate e o cheiro verde. 6. À parte, retirar as sementes do tomate e picar à francesa. Picar a cebola e o cheiro verde. 7. Misturar todos os ingredientes, juntamente com o sal e o azeite. 8. Pesar a preparação e definir a porção ideal. Levar à geladeira.

3.2. Acarajé

Ingredientes	Quantidade	Técnica de Preparo
Feijão fradinho Cebola Sal Azeite de dendê	100 g ½ cebola peq. 0,5% 400 mL	1. Pesar e medir todos os ingredientes. 2. Deixar o feijão de remolho por 6 horas. Calcular o índice de reidratação. Remover a película externa do feijão. Deixar escorrendo em uma peneira. 3. Quando estiver seco, levar o feijão, a cebola e o sal ao processador. Triturar até que fique com consistência de massa. 4. Aquecer o azeite de dendê em fogo médio. Com a massa, fazer bolinhos com auxílio de uma colher de sopa e colocar para fritar. Quando estiver corado, retirar e escorrer em guardanapo. Medir o azeite de dendê e calcular o percentual de absorção do azeite de dendê. 5. Pesar a preparação. Calcular o rendimento, o fator de cocção e a porção ideal.

Avaliação e Comentários

- Que outra leguminosa poderia ser utilizada na preparação de saladas?
- Quais são os cuidados necessários quando se utilizam saladas com leguminosas na elaboração de cardápios?
- Qual é a porcentagem de absorção do azeite de dendê nos acarajés?
- Que outros tipos de preparações podem ser elaborados com leguminosas? Cite pelo menos cinco exemplos.
- Fazer o Teste de Aceitabilidade.

4. Preparações com Feijão Carioca

4.1. Tutu de Feijão

Ingredientes	Quantidade	Técnica de Preparo
Feijão carioca cozido	Item 1.1	1. Bater o feijão cozido no liquidificador.
Bacon	20 g	2. Fritar o bacon na própria gordura e acrescentar o alho até
Farinha de milho fina	50 g	dourar. Adicionar o feijão batido, o cheiro verde e o sal.
Cheiro verde	5 g	Deixar ferver.
Alho	0,5 g	3. Após a fervura, acrescentar aos poucos a farinha de milho.
Sal	1 g	4. Calcular o rendimento e a porção ideal da preparação.

4.2. Feijão Refogado

Ingredientes	Quantidade	Técnica de Preparo
Feijão carioca cozido	Item 1.3	1. Pesar todos os ingredientes.
Sal	1%	2. Refogar a cebola e o alho no óleo.
Alho	1%	3. Acrescentar o feijão (com caldo) e o sal e deixar cozinhar
Cebola	5 g	por 2 minutos (se necessário, acrescentar mais água e
Óleo	2%	medir).
		4. Calcular o rendimento e a porção ideal.

Avaliação e Comentários

- Qual a diferença entre o Índice de absorção do feijão e o fator de cocção no tutu de feijão e no feijão refogado?
- Seria possível preparar um tutu de feijão sem a adição de farinha? Por quê?
- Qual o percentual de sal e de óleo no feijão refogado?

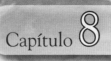

Capítulo 8

Agentes de Crescimento

Erika Barbosa Camargo
Raquel B. A. Botelho

Ao final da aula prática, o aluno deverá atingir os seguintes objetivos:
1. Utilizar fermento biológico e verificar suas propriedades.
2. Avaliar as diferenças obtidas pela modificação da concentração de ingredientes em bolos à base de farinha de trigo.
3. Produzir e identificar a presença e a propriedade do glúten.
4. Observar o efeito dos diferentes agentes de crescimento.
5. Avaliar a possibilidade de produzir preparações sem glúten.

Observação:
1. As porcentagens dos condimentos citados na prática estão relacionadas à matéria-prima principal dos experimentos.
2. Para a realização do teste de aceitabilidade deverá ser utilizada a Tabela abaixo, com notas atribuídas por meio de escala hedônica de cinco pontos.

Alimento	Sabor	Cor	Odor	Textura	Aceitabilidade Geral

AGENTE DE CRESCIMENTO

1. Obtenção do Glúten da Farinha de Trigo

Ingredientes	Quantidade	Técnica de Preparo
Farinha de trigo Fubá	250 g 250 g	1. Acrescentar água na farinha de trigo e no fubá, separadamente, até formar uma massa dura (medir a quantidade de água utilizada para formação da massa). 2. Em seguida, amasse sob filete de água até a eliminação total do amido (lavar com água até que a água fique transparente). 3. Após a obtenção de uma massa elástica, pesar. 4. Assar metade da massa durante 15 minutos em forno a 200°C. 5. Anotar o peso do glúten assado e depois de frio. Calcular o fator de cocção.

Observações:

– O glúten úmido contém cerca de 2/3 de água e 1/3 de massa seca.
– De acordo com estes dados, calcular a quantidade de glúten da farinha usada e dos outros constituintes.
– Compare os resultados obtidos com a farinha de trigo e o fubá.

2. Efeito do Fermento Biológico no Pão

Ingredientes	Quantidade	Técnica de Preparo
Fermento biológico fresco Leite Açúcar refinado Sal Farinha de trigo Margarina Ovo Gema (para pincelar)	15 g 270 mL 50 g 3 g 500 g 40 g 1 unidade 1 unidade	1. Pesar todos os ingredientes. 2. Dissolver o fermento com parte do leite que deve estar à temperatura de 35°C (medir com o termômetro). 3. Colocar todos os ingredientes na batedeira e acrescentar o fermento dissolvido em leite. Bater tudo. 4. Reservar por 20 minutos. 5. Untar um tabuleiro com margarina. Fazer forma de bolinhas com a massa e colocar sobre o tabuleiro. Reservar por mais 45 minutos. A massa deverá dobrar de volume. 6. Pincelar as bolinhas com gema e levar ao forno à temperatura de 220°C por 20-30'. 7. Pesar, Calcular o rendimento, o fator de cocção e a porção ideal.

Avaliação e Comentários

– Por que a temperatura para dissolver o fermento deve ser de 35°C?
– Calcular a porcentagem de cada ingrediente e comparar com dados da teoria.
– Qual é o tipo de massa formada?
– Fazer o Teste de Aceitabilidade.

3. Bolos

3.1. Receita Padrão com Manipulação Rápida

Ingredientes	Quantidade	Técnica de Preparo
Farinha de trigo	100 g	1. Pesar e peneirar todos os ingredientes secos.
Fermento químico	3 g	2. Acrescentar margarina à temperatura ambiente aos ingredientes secos.
Sal	1 g	
Açúcar refinado	80 g	3. Juntar o leite e bater durante 1 minuto na batedeira com velocidade baixa e 1 minuto em velocidade média.
Margarina	30 g	
Leite	50 mL	4. Acrescentar o ovo e misturar por mais 2 minutos em velocidade média.
Ovo	1 unidade	
Margarina para untar	3 g	5. Colocar a gordura e farinha para untar a forma. As formas que não são "enfarinhadas" devem ser de teflon.
Farinha de trigo (forma)	5 g	6. Colocar as formas em forno e assar a 180°C por aproximadamente 30 minutos.
		7. Aguardar 10 minutos para desenformar.
		8. Calcular o rendimento, o fator de cocção e a porção ideal.

4. Variação da Quantidade dos Ingredientes

4.1. Quantidade de Açúcar

– Preparar 2 bolos a partir da receita padrão, usando as seguintes quantidades de açúcar:
  a. 30 g.
  b. 150 g.
*Avaliar as preparações entre si e com o padrão.

4.2. Quantidade de Ovos

– Preparar 2 bolos a partir da receita padrão, usando as seguintes quantidades de ovos:
  a. Sem ovos.
  b. 2 ovos.
*Avaliar as preparações entre si e com o padrão.

4.3. Quantidade de Gorduras (Margarina)

– Preparar 2 bolos a partir da receita padrão, usando as seguintes quantidades de gordura:
  a. Sem gordura.
  b. 52 g.
*Avaliar as preparações entre si e com o padrão.

4.4. Quantidade de leite

– Preparar 2 bolos a partir da receita padrão, usando as seguintes quantidades de leite:
  a. Sem leite.
  b. 99 mL.
*Avaliar as preparações entre si e com o padrão.

4.5. Quantidade de Fermento Químico

– Preparar 2 bolos a partir da receita básica, usando as seguintes quantidades de fermento:
  a. Sem fermento.
  b. 20 g.
*Avaliar as preparações entre si e com o padrão.

Avaliação e Comentários

– Ocorrendo mudança na adição dos ingredientes, iniciando-se com um creme de manteiga, gema e açúcar e, em seguida, os ingredientes secos e, por último, a clara batida, haveria alguma alteração do produto final no ponto de vista do grupo?
– Comparar o efeito da variação das concentrações de açúcar, ovo, leite, margarina e fermento e descrever a função teórica de cada ingrediente.
– Montar quadro comparativo entre o bolo da receita padrão e os demais, analisando os seguintes ítens:
  • *Crosta:* nivelada, abaulada ou normal.
  • *Cor:* escura, clara, normal.
  • *Estrutura:* fraca, resistente.
  • *Granulação:* aberta, fechada, homogênea.
  • *Sabor:* bom, prejudicado, normal.
– Calcular as porcentagens de ingredientes da receita padrão e comparar com os dados fornecidos pela literatura.
– Fazer Teste de Aceitabilidade.

5. Bombas e/ou Carolinas

Ingredientes	Quantidade	Técnica de Preparo
Água	180 mL	1. Aquecer o forno a 200°C.
Margarina	100 g	2. Levar a água e a margarina para ferver.
Farinha de trigo	140 g	3. Acrescentar a farinha de trigo, toda de uma vez, mexendo vigorosamente.
Ovos	4 unidades	4. Abaixar o fogo e cozinhar por mais um minuto até formar uma bola.
		5. Retirar do fogo e deixar amornar.
		6. Juntar os ovos um a um, batendo cada vez até ficarem totalmente incorporados à massa.
		7. Colocar na assadeira untada usando saco de confeitar. Fazer formatos de bombas e/ou carolinas.
		8. Levar ao forno quente (200°C). Assar até que fiquem bem crescidas, douradas e secas. Marcar o tempo.
		9. Deixar esfriar. Pesar.
		10. Calcular o rendimento, o fator de cocção e a porção ideal. Rechear (sorvete, chocolate, cremes doces ou salgados).

Avaliação e Comentários

- Observar a diferença da massa da bomba para a massa do bolo. O que aconteceu?
- Calcular a porcentagem dos ingredientes e comparar com a porcentagem teórica dos bolos.
- Você recomendaria esta preparação para uso em UAN? Por quê?
- Fazer o Teste de Aceitabilidade.

6. Bolo Esponja (Pão de Ló)

Ingredientes	Quantidade	Técnica de Preparo
Ovo Açúcar refinado Farinha de trigo Doce de leite Açúcar para polvilhar	6 unidades 90 g 100 g 1 lata pequena 10 g	1. Pesar todos os ingredientes. 2. Separar as gemas das claras. 3. Bater as claras em neve e reservar. 4. Bater as gemas com o açúcar até ficar bem claro. 5. Acrescentar as claras às gemas, mexendo manualmente sem bater. 6. Juntar a farinha de trigo, revolvendo delicadamente. 7. Untar a forma. Verter a massa sobre uma assadeira grande. 8. Assar em forno a 200°C por 15 a 20 minutos. 9. Virar sobre o pano polvilhado com açúcar. Rechear com o doce de leite. Enrolar ainda morno para não quebrar. 10. Calcular o rendimento, o fator de cocção e a porção ideal.

Avaliação e Comentários

- Calcular a porcentagem dos ingredientes e comparar com a porcentagem do bolo da receita padrão.
- Qual é a diferença estrutural entre o bolo da receita padrão e o bolo esponja?
- Fazer o Teste de Aceitabilidade.

7. Bolo sem Glúten

Ingredientes	Quantidade	Técnica de Preparo
Ovo Coco Ralado Margarina Chocolate Açúcar refinado Fermento químico	6 unidades 50 g 100 g 80 g 80 g 10 g	1. Pesar todos os ingredientes. 2. Bater tudo no liquidificador, exceto o fermento. 3. Adicionar o fermento à massa despejar a mistura em forma untada com óleo e assar em forno médio (180°C). Marcar o tempo de cocção. 4. Pesar a preparação. Calcular o rendimento, o fator de cocção e a porção ideal.

Avaliação e Comentários

- Qual é o efeito da ausência do glúten na estrutura do bolo?
- Em qual contexto utiliza-se preparação sem glúten? Por quê?
- Calcular o valor calórico da porção.
- Fazer o Teste de Aceitabilidade.

8. Pão de Queijo com Iogurte

Ingredientes	Quantidade	Técnica de Preparo
Iogurte natural Ovos Sal Margarina Queijo meia cura ralado Polvilho doce	200 g 3 unidades 10 g 50 g 500 g 450 g	1. Bater no liquidificador os 4 primeiros ingredientes. 2. Juntar em uma vasilha a mistura com o queijo e ir colocando aos poucos o polvilho. 3. Amassar com as mãos para homogeneizar e deixar descansar por 10 minutos. 4. Fazer bolinhas, colocar em assadeira sem untar e levar ao forno a 200ºC. Quando corar, retirar e pesar a preparação. 5. Calcular o rendimento, o fator de cocção e a porção ideal.

– Partir a massa em 4 pedaços e adicionar diversos condimentos em cada uma das partes (alho, orégano, calabresa moída e cheiro verde). Se o queijo estiver salgado, não acrescentar o sal.

Avaliação e Comentários

– Qual é o agente de crescimento utilizado nesta preparação?
– Por que se utiliza polvilho na elaboração do pão de queijo?
– Fazer o Teste de Aceitabilidade.

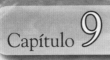

Hortaliças e Frutas

Erika Barbosa Camargo
Raquel B. A. Botelho
Renata Puppin Zandonadi

Ao final da aula prática, o aluno deverá atingir os seguintes objetivos:
1. Avaliar os efeitos dos métodos e tempos de cocção sobre a cor, o sabor e a textura de hortaliças.
2. Determinar o efeito da modificação do pH sobre a cor, o sabor e a textura de hortaliças.
3. Analisar o efeito do branqueamento no processo de escurecimento enzimático.
4. Analisar o efeito do pH e da água no retardamento do escurecimento enzimático.
5. Comparar o rendimento de hortaliças submetidas a diferentes métodos de cocção.
6. Determinar o efeito dos diferentes graus de concentração de frutas na produção de bebidas lácteas.

Observação:
1. As porcentagens dos condimentos citados na prática estão relacionadas à matéria-prima principal dos experimentos.
2. Para a realização do teste de aceitabilidade deverá ser utilizada a Tabela abaixo, com notas atribuídas por meio de escala hedônica de cinco pontos.

Alimento	Sabor	Cor	Odor	Textura	Aceitabilidade Geral

HORTALIÇAS E FRUTAS

1. Variação do Método de Cocção para Diferentes Pigmentos

1.1. Carotenoides

Ingredientes	Quantidade	Técnica de Preparo
Cenoura Água	50 g 200 mL	1. Pesar, limpar e pesar. Calcular o fator de correção. Cortar em cubos. 2. Aquecer a água até ebulição. Adicionar a cenoura (panela sem tampa). Assim que a ebulição reiniciar, abaixar a chama e cozinhar por 15 minutos. 3. Se necessário, adicionar mais água (medindo). Verificar se o tempo foi suficiente para cocção. 4. Pesar depois da cocção. Calcular o fator de cocção. 5. Calcular o rendimento e a porção ideal.

– Repetir a operação utilizando panela com tampa por 15 minutos.
– Repetir a operação utilizando panela sem tampa, adicionando 400 mL de água por 15 minutos.
– Repetir a operação utilizando cocção em calor úmido sob pressão (panela de pressão) por 2 minutos após o início da liberação de vapor.
– Repetir a operação submetendo a cenoura a 35 minutos de cocção a vapor (após o início da liberação de vapor).

1.2. Clorofila

Ingredientes	Quantidade	Técnica de Preparo
Brócolis Água	50 g 100 mL	1. Pesar, limpar e pesar. Calcular o fator de correção. Cortar cada flor em 4 partes. 2. Aquecer a água até ebulição. Adicionar o brócolis (panela sem tampa). Assim que a ebulição reiniciar, abaixar a chama e cozinhar por 7 minutos. 3. Se necessário, adicionar mais água (medindo). Verificar se o tempo foi suficiente para cocção. 4. Pesar depois da cocção. Calcular o fator de cocção. 5. Calcular o rendimento e a porção ideal

– Repetir a operação utilizando panela com tampa por 7 minutos.
– Repetir a operação utilizando panela sem tampa, adicionando 400 mL de água por 7 minutos.
– Repetir a operação utilizando cocção em calor úmido sob pressão (panela de pressão) por 1 minuto após o início da liberação de vapor.
– Repetir a operação submetendo o brócolis a cocção a vapor por 20 minutos após o início da liberação de vapor.

1.3. Antocianina

Ingredientes	Quantidade	Técnica de Preparo
Repolho roxo Água	50 g 100 mL	1. Pesar, limpar e pesar. Calcular o fator de correção. Cortar em tiras. 2. Aquecer a água até ebulição. Adicionar o repolho roxo (panela sem tampa). Assim que a ebulição reiniciar, abaixar a chama e cozinhar por 8 minutos. 3. Se necessário, adicionar mais água (medindo). Verificar se o tempo foi suficiente para cocção. 4. Pesar depois da cocção. Calcular o fator de cocção. 5. Calcular o rendimento e a porção ideal.

– Repetir a operação utilizando panela com tampa por 8 minutos.
– Repetir a operação utilizando panela sem tampa, adicionando 400 mL de água por 8 minutos.
– Repetir a operação utilizando cocção em calor úmido sob pressão (panela de pressão) por 1 minuto após o início da liberação de vapor.
– Repetir a operação submetendo o repolho a cocção a vapor por 20 minutos após o início da liberação de vapor.

1.4. Antoxantina

Ingredientes	Quantidade	Técnica de Preparo
Repolho branco Água	50 g 100 mL	1. Pesar, limpar e pesar. Calcular o fator de correção. Cortar em tiras. 2. Aquecer a água até ebulição. Adicionar o repolho branco (panela sem tampa). Assim que a ebulição reiniciar, abaixar a chama e cozinhar por 8 minutos. 3. Se necessário, adicionar mais água (medindo). Verificar se o tempo foi suficiente para cocção. 4. Pesar depois da cocção. Calcular o fator de cocção. 5. Calcular o rendimento e a porção ideal

– Repetir a operação utilizando panela com tampa por 8 minutos.
– Repetir a operação utilizando panela sem tampa, adicionando 400 mL de água por 8 minutos.
– Repetir a operação utilizando cocção em calor úmido sob pressão (panela de pressão) por 1 minuto após o início da liberação de vapor.
– Repetir a operação submetendo o repolho branco a cocção a vapor por 20 minutos após o início da liberação de vapor.

1.5. Betalaína

Ingredientes	Quantidade	Técnica de Preparo
Beterraba Água	50 g 200 mL	1. Pesar, limpar e pesar. Calcular o fator de correção. Cortar em cubos. 2. Aquecer a água até ebulição. Adicionar a beterraba (panela sem tampa). Assim que a ebulição reiniciar, abaixar a chama e cozinhar por 20 minutos. 3. Se necessário, adicionar mais água (medindo). Verificar se o tempo foi suficiente para cocção. 4. Pesar depois da cocção. Calcular o fator de cocção. 5. Calcular o rendimento e a porção ideal
– Repetir a operação utilizando panela com tampa por 20 minutos. – Repetir a operação utilizando panela sem tampa, adicionando 400 mL de água por 20 minutos. – Repetir a operação utilizando cocção em calor úmido sob pressão (panela de pressão) por 3 minutos após o início da liberação de vapor. – Repetir a operação submetendo a beterraba a cocção a vapor por 35 minutos após o início da liberação de vapor.		

Avaliação e Comentários

– Quais são os efeitos do volume da água de cocção sobre cada pigmento presente nas hortaliças?
– Quais são os efeitos causados à cor e ao sabor das hortaliças ao se tampar a panela?
– Quais são as vantagens e desvantagens do uso de calor úmido sob pressão em cada um dos pigmentos?
– Por que se devem adicionar as hortaliças na água já em ebulição?
– Qual é o impacto nutricional obtido pela cocção nas hortaliças?
– Fazer o Teste de Aceitabilidade para cada hortaliça com seus respectivos métodos de cocção.

2. Variação do pH para Diferentes Pigmentos

2.1. Carotenoides

Ingredientes	Quantidade	Técnica De Preparo
Cenoura Água Suco de limão	50 g 200 mL 3 mL	1. Pesar, limpar e pesar. Calcular o fator de correção. Cortar em cubos. 2. Aquecer a água até ebulição. Adicionar a cenoura (panela sem tampa) e o suco. Assim que a ebulição reiniciar, abaixar a chama e cozinhar por 15 minutos. Se necessário, adicionar mais água (medindo). Verificar se o tempo foi suficiente para cocção. 3. Pesar depois da cocção. 4. Calcular o fator de cocção.
– Repetir a operação adicionando 0,5 g de bicarbonato de sódio à água em ebulição, sem o limão.		

2.2. Clorofila

Ingredientes	Quantidade	Técnica de Preparo
Brócolis Água Suco de limão	50 g 100 mL 3 mL	1. Pesar, limpar e pesar. Calcular o fator de correção. Cortar cada flor em 4 partes. 2. Aquecer a água até ebulição. Adicionar o brócolis (panela sem tampa) e o suco. Assim que a ebulição reiniciar, abaixar a chama e cozinhar por 7 minutos. 3. Se necessário, adicionar mais água (medindo). Verificar se o tempo foi suficiente para cocção. 4. Pesar depois da cocção. Calcular o fator de cocção. 5. Calcular o rendimento e a porção ideal.
– Repetir a operação adicionando 0,5 g de bicarbonato de sódio à água em ebulição, sem o limão.		

2.3. Antocianina

Ingredientes	Quantidade	Técnica de Preparo
Repolho roxo Água Suco de limão	50 g 100 mL 3 mL	1. Pesar, limpar e pesar. Calcular o fator de correção. Cortar em tiras. 2. Aquecer a água até ebulição. Adicionar o repolho roxo (panela sem tampa) e o suco. Assim que a ebulição reiniciar, abaixar a chama e cozinhar por 8 minutos. Se necessário, adicionar mais água (medindo). Verificar se o tempo foi suficiente para cocção. 3. Pesar depois da cocção. Calcular o fator de cocção. Calcular o rendimento e a porção ideal.
– Repetir a operação adicionando 0,5 g de bicarbonato de sódio à água em ebulição, sem o limão.		

2.4. Antoxantina

Ingredientes	Quantidade	Técnica de Preparo
Repolho branco Água Suco de limão	50 g 100 mL 3 mL	1. Pesar, limpar e pesar. Calcular o fator de correção. Cortar em tiras. 2. Aquecer a água até ebulição. Adicionar o repolho branco (panela sem tampa) e o suco. Assim que a ebulição reiniciar, abaixar a chama e cozinhar por 8 minutos. 3. Se necessário, adicionar mais água (medindo). Verificar se o tempo foi suficiente para cocção. 4. Pesar depois da cocção. Calcular o fator de cocção. 5. Calcular o rendimento e a porção ideal
– Repetir a operação adicionando 0,5 g de bicarbonato de sódio à água em ebulição, sem o limão.		

2.5. Betalaína

Ingredientes	Quantidade	Técnica de Preparo
Beterraba Água Suco de limão	50 g 200 mL 3 mL	1. Pesar, limpar e pesar. Calcular o fator de correção. Cortar em cubos. 2. Aquecer a água até ebulição. Adicionar a beterraba (panela sem tampa) e o suco. Assim que a ebulição reiniciar, abaixar a chama e cozinhar por 20 minutos. 3. Se necessário, adicionar mais água (medindo). Verificar se o tempo foi suficiente para cocção. 4. Pesar antes e depois da cocção. Calcular o fator de cocção. 5. Calcular o rendimento e a porção ideal
– Repetir a operação adicionando 0,5 g de bicarbonato de sódio à água em ebulição, sem o limão.		

Avaliação e Comentários

- Qual o pigmento que não é afetado de forma perceptível pela alteração de pH?
- Qual é o impacto nutricional da utilização de bicarbonato de sódio para a cocção de hortaliças? Você recomendaria a utilização deste em UAN? Explique.
- A água de cocção pode ser utilizada para outros fins? Quais?
- Preencher a tabela com as cores dos pigmentos antes e após a modificação de pH:

Pigmento	Padrão	Meio alcalino	Meio ácido
Carotenoides			
Clorofila			
Antocianina			
Antoxantina			
Betalaína			

3. Cocção da Batata Inglesa

3.1. Calor Úmido

Ingredientes	Quantidade	Técnica de Preparo
Batata inglesa Sal Água	1 unidade média 1% 400 mL	1. Pesar, descascar, pesar e calcular o fator de correção. 2. Lavar, cortar em 4 partes e submeter a cocção até que fique macia (espetar com um garfo para ver a consistência). Se necessário, adicionar mais água (medir). Marcar o tempo. 3. Escorrer a água. 4. Pesar e calcular o fator de cocção. 5. Calcular o rendimento e a porção ideal.

3.2. Calor seco – Forno

Ingredientes	Quantidade	Técnica de Preparo
Batata inglesa	1 unidade média	1. Pesar, lavar bem e manter a casca. Cortar em 4 partes. 2. Embrulhar cada parte em papel de alumínio. Furar a superfície com o auxílio de um garfo. 3. Colocar no forno a 200°C para assar até ficar macia. Marcar o tempo. 4. Desembrulhar, deixar esfriar, pesar e descascar. Pesar as batatas descascadas. Calcular o fator de correção e de cocção. 5. Calcular o rendimento e a porção ideal.

3.3. Calor Seco – Fritura

Ingredientes	Quantidade	Técnica de Preparo
Batata inglesa Óleo	1 unidade média 300 mL	1. Pesar, descascar e pesar. Calcular o fator de correção. 2. Lavar e cortar em 4 partes. 3. Aquecer o óleo até 170°C e fritar as batatas. Marcar o tempo. 4. Após a fritura, dispor as batatas sobre papel absorvente para que o excesso de óleo seja retirado. Pesar e calcular o fator de cocção. 5. Medir o óleo antes e após a cocção. 6. Calcular o rendimento e a porção ideal.

3.4. Micro-ondas

Ingredientes	Quantidade	Técnica de Preparo
Batata inglesa Sal	1 unidade média 1%	1. Pesar, lavar, furar com um garfo e submeter à cocção em micro-ondas por 5 minutos em potência alta tampado. Deixar descansar por mais 2 minutos. 2. Pesar, retirar a casca e pesar. Calcular o fator de correção e de cocção. 3. Calcular o rendimento e a porção ideal.

Avaliação e Comentários

- Qual é a diferença entre o rendimento para cada método de cocção para a batata?
- Qual é a porcentagem de absorção de óleo na batata frita?
- Qual é o pigmento encontrado na batata? Existe modificação deste nos diferentes métodos de cocção?
- Qual é a diferença entre o rendimento de cada método de cocção para a batata?
- Fazer o Teste de Aceitabilidade.

4. Efeito da Oxidação e do Branqueamento
4.1. Batatas cruas

Ingredientes	Quantidade	Técnica de Preparo
Batata	1 unidade grande	1. Pesar, lavar, descascar, cortar em cubos e dividir em 4 grupos. 2. Expor o primeiro grupo ao ar por 45 minutos. 3. Branquear o segundo grupo e expor ao ar por 45 minutos. 4. Colocar o terceiro grupo submerso em água por 45 minutos. 5. Colocar o quarto grupo submerso em 30 mL de suco de limão.

Observação:
- *Branqueamento:* levar 250 mL de água à ebulição. Adicionar a batata e esperar nova ebulição. Neste momento, marcar 1,5 minutos. Retirar da água e fazer choque térmico com água gelada (se necessário, utilizar gelo). Após resfriamento, retirar da água e deixar secar.

Avaliação e Comentários
- Comparar a cor das batatas cruas nos três grupos. Alguma diferença foi observada? Por que estas diferenças ocorreram?
- Caso haja atraso na cocção da batata em UAN, você indicaria a imersão das batatas em água? Por quê?
- Que composto químico está envolvido no escurecimento enzimático?

5. Leite com Frutas

Ingredientes	Quantidade	Técnica de Preparo
Leite integral Maçã Açúcar	100 mL 20% 6%	1. Pesar e medir todos os ingredientes. 2. Colocar o leite e a fruta no liquidificador e bater. Dividir em duas partes iguais e juntar o açúcar a uma delas. 3. Observar se houve decantação no momento do preparo e após 15 minutos. 4. Estimar o rendimento e a porção ideal.
– Repetir a operação usando maçã a 30% e 50%. – Repetir a operação usando banana a 20%, 30% e 50% – Repetir a operação usando mamão a 20%, 30% e 50%		

Avaliação e Comentários
- Estipular uma receita básica para uma vitamina com as três frutas citadas acima.
- Qual é o efeito da adição do açúcar na decantação?
- Caso colocássemos a mesma porcentagem de diversas frutas em bebidas, alcançaríamos os mesmos resultados?
- Alguma vitamina produzida apresentou mudança de cor após 15 minutos? Por quê?
- Fazer o Teste de Aceitabilidade.

6. Cocção de Frutas
6.1. Abacaxi Assado

Ingredientes	Quantidade	Técnica de Preparo
Abacaxi Água Canela Açúcar Óleo	2 fatias médias 30 mL 0,5 g 4 g 5 mL	1. Pesar os ingredientes. 2. Aquecer o forno a 200ºC. 3. Colocar uma fatia de abacaxi descascado em um tabuleiro pequeno untado com óleo. Misturar a água, o açúcar e a canela e colocar sobre o abacaxi. 4. Colocar no forno e cozinhar por 16 minutos, virando a fatia de abacaxi aos 8 minutos.
– Repetir a operação aquecendo uma frigideira com o óleo e colocando o abacaxi para grelhar em fogo baixo por 5 minutos de cada lado.		

7. Sucos
7.1. Laranja

Ingredientes	Quantidade	Técnica de Preparo
Laranja	8 unidades	1. Pesar os ingredientes. 2. Espremer as laranjas em espremedor elétrico, pesar e verter em um copo. Deve ser acrescentada água, se necessário, ao bater a fruta. 3. Calcular o fator de correção.
– Repetir a operação descascando duas laranjas, removendo o caroço e batendo as duas laranjas no liquidificador com 250 mL de água (não coar). Caso seja necessário adicionar mais água, medir a quantidade de água adicionada. – Repetir a operação descascando duas laranjas, removendo o caroço e batendo as duas laranjas no liquidificador com 250 mL de água. Coar o suco e verter em um copo. Caso seja necessário adicionar mais água, medir a quantidade de água adicionada. – Repetir a operação descascando as laranjas e colocando na centrífuga para frutas. – Repetir a operação com suco de laranja em pó, seguindo a instrução do rótulo.		

Avaliação e Comentários

– Comparar o sabor, o rendimento e a composição nutricional dos diferentes tipos de suco de laranja.
– Fazer o Teste de Aceitabilidade.

Capítulo 10

Óleos e Gorduras

Erika Barbosa Camargo
Raquel B. A. Botelho

Ao final da aula prática, o aluno deverá atingir os seguintes objetivos:
1. Diferenciar o ponto de fumaça de diferentes óleos e gorduras.
2. Determinar o efeito da temperatura, tipo de óleo e gordura na qualidade de alimentos fritos.
3. Comparar e preparar alimentos fritos em diferentes óleos e gorduras.
4. Mostrar a ação do agente emulsificante em produtos à base de óleos.

Observação:
1. As porcentagens dos condimentos citados na prática estão relacionadas à matéria-prima principal dos experimentos.
2. Para a realização do teste de aceitabilidade deverá ser utilizada a Tabela abaixo, com notas atribuídas por meio de escala hedônica de cinco pontos.

Alimento	Sabor	Cor	Odor	Textura	Aceitabilidade Geral

GORDURAS E ÓLEOS

1. Emulsões

1.1. Molho Campanha

Ingredientes	Quantidade	Técnica de Preparo
Azeite	30 mL	1. Lavar, higienizar, pesar e medir todos os ingredientes.
Vinagre	30 mL	2. Picar os tomates à francesa. Picar as cebolas e o cheiro verde.
Cebola	40 g	Reservar.
Cheiro verde	10 g	3. Em uma tigela, juntar o azeite e o vinagre.
Sal	1%	4. Acrescentar os tomates, a cebola, o cheiro verde e o sal.
Tomate	2 unidades	5. Adicionar a água (se a preparação ficar muito ácida, adicionar mais
Água	200 mL	água).
		6. Calcular o rendimento e a porção ideal.

Avaliação e Comentários

– Qual é o tipo de emulsão?
– Qual é a diferença entre o molho campanha e o molho vinagrete?
– Qual é a vantagem do uso do molho campanha em UAN?
– O que acontece quando retiramos o sal e acrescentamos mais vinagre? Existe aplicação para esta nova preparação?
– Fazer o Teste de Aceitabilidade.

1.2. Molho de Maionese Tradicional

Ingredientes	Quantidade	Técnica de Preparo
Gema crua	2 unidades	1. Medir e pesar todos os ingredientes.
Óleo vegetal	300 mL	2. Colocar as gemas em uma vasilha com os temperos e o vinagre.
Vinagre	10 mL	Bater manualmente até ficar cremoso e liso.
Sal	0,2 g	3. Começar a acrescentar o óleo, gotejando e continuando a bater
Pimenta	0,1 g	até o molho engrossar.
Mostarda	4 g	4. Quando a maionese começar a engrossar, passe a adicionar
		o óleo mais rapidamente. Se ficar grossa demais, adicionar,
		batendo, algumas gotas extras de vinagre. Marcar o tempo.
		5. Pesar a preparação e pasteurizar por meio de banho-maria a 60ºC
		por 5 minutos.
		6. Calcular o rendimento e a porção ideal.

Observação:

– Somente utilize a quantidade de óleo necessária para dar cremosidade.

1.3. Molho de Maionese de Liquidificador

Ingredientes	Quantidade	Técnica de Preparo
Ovo Vinagre Óleo vegetal Sal Pimenta	1 unidade 10 mL 300 mL 0,2 g 0,1 g	1. Medir e pesar todos os ingredientes. 2. Colocar no copo do liquidificador o ovo, o vinagre e os temperos. 3. Bater a mistura para homogeneizar. Acrescentar o óleo gotejando e depois ao final em fio. Bater até obter uma massa brilhante. 4. Não bater demasiadamente para não desandar. Marcar o tempo. 5. Pesar a preparação e pasteurizar por meio de banho-maria a 60°C por 5 minutos 6. Calcular o rendimento e a porção ideal.

Observação
– Somente utilize a quantidade de óleo necessária para dar cremosidade.

Avaliação e Comentários
– O que aconteceria se aumentássemos a quantidade de vinagre?
– Por que usamos o vinagre?
– Qual é a diferença de se preparar maionese somente com gemas ou com ovo inteiro?
– Fazer o Teste de Aceitabilidade.

2. Frituras

2.1. Determinação do ponto de fumaça

Ingredientes	Quantidade	Técnica de Preparo
Óleo de soja Óleo de milho Azeite Margarina Manteiga Gordura hidrogenada Óleo de coco	200 g 200 g 200 g 200 g 200 g 200 g 200 g	1. Pesar e medir todos os ingredientes. Colocar o óleo ou gordura em uma panela pequena. 2. Levar ao fogo com chama alta. Aquecer até começar a liberar fumaça esbranquiçada. 3. Marcar o tempo e a temperatura (usar termômetro). 4. Não encostar o termômetro no fundo da panela. 5. Esperar esfriar e colocar em um recipiente transparente. Comparar a coloração com a do óleo antes do aquecimento.

Avaliação e Comentários
– Comparar o ponto de fumaça dos óleos e gorduras.

Ingrediente	Temperatura obtida	Temperatura teórica	Tempo
Óleo de soja			
Óleo de milho			
Azeite			
Margarina			
Manteiga			
Gordura hidrogenada			
Óleo de coco			

- Qual é o ingrediente menos apropriado para frituras de longa duração?
- Qual é o ingrediente indicado para corar, dourar e fritar?
- Fazer o Teste de Aceitabilidade.

2.2. Batata Frita

Ingredientes	Quantidade	Técnica de Preparo
Batata Óleo de soja Sal	200 g 300 mL 1,5%	1. Pesar, descascar e pesar a batata. Calcular o F.C. 2. Higienizar a batata. 3. Cortar as batatas em rodelas de meio centímetro. Pesar. 4. Medir o óleo, colocar em uma frigideira pequena e deixar aquecer até 170°C. 5. Fritar as fatias de batata até ficarem macias e coradas. 6. Retirar, escorrer em guardanapo e pesar. Marcar o tempo de cocção. Colocar o sal 7. Medir o óleo após a cocção (esperar esfriar). 8. Calcular o rendimento, o fator de cocção e a porção ideal.

- Repetir a operação usando óleo de milho.
- Repetir a operação usando azeite.
- Repetir a operação usando margarina.
- Repetir a operação usando manteiga.
- Repetir a operação usando gordura hidrogenada.
- Repetir a operação usando óleo de canola.
- Repetir a operação usando óleo de coco.

2.3. Batata dourada

Ingredientes	Quantidade	Técnica de Preparo
Batata Óleo de soja Sal	200 g 400 mL 1,5%	1. Pesar a batata. Colocar a batata para cozinhar na água em ebulição. Colocar o sal. Marcar o tempo. 2. Após cozida, pesar, descascar e pesar novamente. 3. Cortar em rodelas de ½ cm. 4. Medir o óleo. 5. Dourar a batata. Retirar, escorrer em guardanapo e pesar. Marcar o tempo de cocção. 6. Calcular o rendimento, o fator de cocção e a porção ideal.

Avaliação e Comentários

- Padronizar o tamanho das panelas para facilitar a comparabilidade dos dados (diâmetro da panela recomendado 15cm).
- Calcular a porcentagem de óleo absorvida no itens 2.2 e 2.3.
- Comparar os resultados das batatas e seus diferentes tipos de cocção.
- Qual é a diferença entre dourar, corar e fritar?
- Qual óleo é mais apropriado para a cocção de batatas? Por quê?
- Fazer o Teste de Aceitabilidade.

Adoçantes e Edulcorantes

Erika Barbosa Camargo
Raquel B. A. Botelho

Ao final da aula prática, o aluno deverá atingir os seguintes objetivos:
1. Analisar o efeito da temperatura na produção de diferentes preparações à base de açúcar.
2. Descrever os fatores que influenciam na cristalização e no tamanho dos cristais.
3. Diferenciar produtos cristalizados e não-cristalizados.
4. Analisar o efeito do pH e da concentração de pectina e açúcar na fabricação de geleias caseiras.
5. Comparar o grau de doçura de diversos adoçantes e edulcorantes.

Observação:
1. As porcentagens dos condimentos citados na prática estão relacionadas à matéria-prima principal dos experimentos.
2. Para a realização do teste de aceitabilidade deverá ser utilizada a Tabela abaixo, com notas atribuídas por meio de escala hedônica de cinco pontos.

Alimento	Sabor	Cor	Odor	Textura	Aceitabilidade Geral

ADOÇANTES E EDULCORANTES

1. Produtos Cristalizados

1.1. Fondant

Ingredientes	Quantidade	Técnica de Preparo
Açúcar confeiteiro Água Suco de limão	300 g 90 mL 10 mL	1. Pesar e medir todos os ingredientes. 2. Antes de levar ao fogo, colocar o açúcar e a água na panela. Mexer até dissolver todo o açúcar. 3. Tampar a panela durante 2 a 3 minutos para a dissolução de possíveis cristais formados na borda do líquido. 4. Cozinhar até atingir o ponto de bala mole. Verificar a temperatura no termômetro de 115°C. Fazer o teste da água fria para observar a consistência. Observar cuidadosamente o ponto. 5. Despejar sobre mármore ou mesa de inox lavada. Deixar esfriar por 3 minutos. 6. Despejar o limão por cima e bater até tornar-se uma massa lisa, macia e branca. 7. Amassar com as mãos até tornar-se aveludada. Pesar. Calcular o rendimento e a porção.

1.2. Fudge de Chocolate

Ingredientes	Quantidade	Técnica de Preparo
Açúcar refinado Leite Chocolate Mel Manteiga Suco de limão	400 g 150 mL 50 g 10 mL 20 g 10 mL	1. Pesar e medir todos os ingredientes. 2. Misturar açúcar, leite, chocolate, mel e manteiga e levar ao fogo alto. 3. Mexer de vez em quando para não queimar. Não mexer constantemente. 4. Cozinhar até atingir o ponto de bala macia. Verificar a temperatura no termômetro a 112°C. 5. Verificar simultaneamente o ponto na água fria. 6. Misturar o limão e despejar numa mesa de mármore ou inox levemente untada. 7. Deixar esfriar. 8. Com o auxílio de uma espátula, revolver a massa com auxílio de uma espalha (espalhar) até torná-la aveludada (utilizar movimentos verticais). 9. Calcular o rendimento e a porção ideal.

Avaliação e Comentários

– Por que o ácido é adicionado?
– Qual é a principal diferença entre o *fondant* e a *fudge* de chocolate, já que ambos são produtos cristalizados?
– Por que durante a preparação do *fudge* não podemos mexer a panela constantemente?
– Por que no *fondant* não mexemos a panela e após adição do limão é necessário bater a massa enquanto esfria na bancada?
– Fazer o Teste de Aceitabilidade.

2. Produtos Não Cristalizados

2.1. Marshmallow

Ingredientes	Quantidade	Técnica de Preparo
Claras Xarope de milho Água Baunilha	2 unidades 250 g 75 g 3 gotas	1. Bater as claras em neve. Reservar. 2. Misturar o xarope de milho, a água e a baunilha e levar ao fogo, mexendo de vez em quando para não queimar até a temperatura de 112°C. Ao atingir 112 °C retirar a calda do fogo e adicionar às claras com a batedeira em movimento. 3. Adicionar lentamente a calda quente às claras com a batedeira em movimento até obter cor clara. 4. Calcular o rendimento e a porção ideal.

2.2. Pé-de-moleque Especial

Ingredientes	Quantidade	Técnica de Preparo
Açúcar refinado Xarope de milho Água Amendoim cru Baunilha Bicarbonato de sódio Manteiga para untar a superfície	150 g 60 g 90 mL 170 g 3 mL 1 g 3 g	1. Pesar e medir todos os ingredientes. 2. Colocar o açúcar, o xarope e a água na panela. Misturar bem e cozinhar lentamente até o açúcar derreter. 3. Juntar os amendoins crus e continuar cozinhando até atingir 149°C. Usar o termômetro. 4. Retirar do fogo, juntar o bicarbonato e a baunilha. 5. Misturar RAPIDAMENTE e despejar em uma superfície lisa untada com manteiga. 6. Espalhar de modo o mais fino possível. Cortar em quadrados com faca afiada. 7. Soltar os pedaços apenas quando esfriarem. 8. Calcular o rendimento e a porção ideal.

2.3. Pirulitos

Ingredientes	Quantidade	Técnica de Preparo
Açúcar refinado Xarope de milho Água Corante Aromatizante	150 g 80 g 120 mL 5 gotas 3 gotas	1. Pesar e medir todos os ingredientes. 2. Colocar o açúcar, a água e o xarope na panela e cozinhar lentamente até que o açúcar se dissolva. 3. Tampar a panela e deixar ferver por 3 minutos para dissolver os cristais formados nos lados da panela. 4. Cozinhar sem mexer até atingir 154°C. Verificar o ponto na água fria. Usar o termômetro. 5. Juntar o corante e o aromatizante. 6. Pingar com uma colher de sopa em uma superfície untada com manteiga. 7. Espetar um palito imediatamente em cada pedaço à medida que for pingando. 8. Antes de esfriar, soltar os pirulitos endurecidos da superfície. 9. Calcular o rendimento e a porção ideal.

Avaliação e Comentários

– Qual é a característica de um produto não cristalizado? Comparar com os produtos cristalizados.

– Relacionar cada temperatura no quadro abaixo com os respectivos pontos de bala comparando com os dados fornecidos pela literatura (citar o autor).

Produto	T Experimento	Ponto de Bala	T Teórica	Ponto de Bala (Teórico)
Marshmallow				
Pé de Moleque				
Pirulito				

– Fazer o Teste de Aceitabilidade.

3. Efeito da Concentração de Açúcar na Fabricação de Doces

3.1. Geleia de Maçã

Ingredientes	Quantidade	Técnica de Preparo
Maçã verde ácida Açúcar refinado Canela em pau Água	2 unidades 400 g 1 unidade 500 mL	1. Pesar e picar as maçãs com casca e miolo (depois de higienizadas). 2. Colocar em uma panela, juntar água e cozinhar abaixo do ponto de ebulição por 25 minutos em panela destampada. 3. Passar todo conteúdo da panela por uma peneira, amassando bem a polpa. 4. Coar o material obtido em um coador de flanela. Reservar o resíduo. 5. Dividir o líquido obtido em três partes iguais (medir em mL). 6. Na 1ª parte, juntar um volume igual de açúcar (pesar). Reservar. Considerar o volume em mL correspondente em gramas, proporção 1:1. 7. Na 2ª parte, ¾ do volume de açúcar (pesar). Reservar. 8. Na 3ª parte, ½ do volume de açúcar (pesar). Reservar. 9. Levar ao fogo cada mistura de líquido + açúcar e cozinhar até ponto de geleia, na temperatura de 103°C. Usar o termômetro. Marcar o tempo. 10. Calcular o rendimento e a porção ideal.

3.2. Doce de Maçã

Ingredientes	Quantidade	Técnica de Preparo
Resíduo de maçã Açúcar refinado Canela em pau	Item 3.1 Metade do volume do resíduo 1 unidade	1. Pesar o resto de resíduo obtido ao coar a maçã. 2. Misturar o resíduo com o açúcar. Colocar a canela. 3. Levar ao fogo e cozinhar lentamente até ficar brilhante e soltar ligeiramente da panela. Marcar o tempo. 4. Calcular o rendimento e a porção ideal.

Avaliação e Comentários

– Qual é o componente químico que auxilia na formação da geleia?
– A formação da geleia ocorreria da mesma forma com o uso de maçã vermelha?
– Qual é a concentração de açúcar ideal para obtenção de geleia? Qual a consequência do uso excessivo de açúcar?
– Qual é a diferença entre a constituição da geleia e do doce?
– Fazer o Teste de Aceitabilidade.

4. Grau de Doçura entre Adoçantes e Edulcorantes

Ingredientes	Quantidade	Técnica de Preparo
Água Sacarose (açúcar de mesa)	100 mL 10%	1. Pesar e medir os ingredientes. 2. Misturar o açúcar à água e comparar o grau de doçura com os experimentos subsequentes.

– Repetir a operação usando frutose a 10%.
– Repetir a operação usando açúcar mascavo a 10%.
– Repetir a operação usando stevia a 10%.
– Repetir a operação usando aspartame a 10%.
– Repetir a operação usando ciclamato de sódio e sacarina a 10%.
– Repetir a operação usando açúcar magro a 10%.
– Repetir a operação usando maltodextrina a 10%.
– Repetir a operação usando fruta desidratada a 10%. Bater no liquidificador e coar.

Obervação:

– As porcentagens dos adoçantes e edulcorantes neste experimento devem ser calculadas, medindo-se na proveta.

Avaliação e Comentários

- Avaliar o grau de doçura entre os adoçantes e edulcorantes utilizados em ordem decrescente (usar o quadro abaixo).
- Recomendar a porcentagem ideal para cada tipo de adoçante e edulcorante estudado.
- Por que não podemos utilizar ciclamato e sacarina em dietas hipossódicas?

Adoçante ou Edulcorante	Grau de Doçura

5. Utilização de Edulcorantes em Bolos

Ingredientes	Quantidade	Técnica de Preparo
Margarina (65% de lipídios) Ovo Farinha de trigo Leite integral Frutose Fermento químico	35 g 2 unidades 125 g 65 ml 60 g 3 g	1. Pesar e medir os ingredientes. 2. Bater em uma batedeira a margarina com a frutose. Acrescentar as gemas e bater mais até o creme ficar mais claro. 3. Acrescentar a farinha de trigo e o leite alternando. Adicionar o fermento químico e mexer. Por último, fora da batedeira, acrescentar as claras em neve delicadamente. 4. Levar ao forno a 180ºC por 25 minutos em forma untada e enfarinhada

- Repetir a operação usando sucralose (15g) ao invés da frutose.
- Repetir a operação usando ciclamato e sacarina (7g) ao invés da frutose.
- Repetir a operação usando aspartame (7g) ao invés da frutose.
- Repetir a operação usando Tal e qual® (12g) ao invés da frutose.
- Repetir a operação utilizando stevia (15g) ao invés da frutose.
- Repetir a operação usando sucralose (15g) e frutose (15g), adicionando mais 1 clara em neve.

Separar manteiga e farinha de trigo para untar as formas.

Avaliação e Comentários

- Comparar as características dos bolos com os diferentes tipos de edulcorantes.

Capítulo 12

Bebidas e Infusões

Erika Barbosa Camargo
Raquel B. A. Botelho

Ao final da aula prática, o aluno deverá atingir os seguintes objetivos:
1. Comparar os diferentes métodos de preparar café.
2. Diferenciar a qualidade do café em pó e do café instantâneo.
3. Preparar e comparar diferentes variedades de chá.
4. Diferenciar e analisar o efeito da adição de aromatizantes e chocolates na qualidade do leite.
5. Elaborar bebidas para enriquecimento da qualidade nutricional de dietas.
6. Contextualizar o uso de bebidas e a infusão na atuação do nutricionista.

Observação:
1. As porcentagens dos condimentos citados na prática estão relacionadas à matéria-prima principal dos experimentos.
2. Para a realização do teste de aceitabilidade deverá ser utilizada a Tabela abaixo, com notas atribuídas por meio de escala hedônica de cinco pontos.

Alimento	Sabor	Cor	Odor	Textura	Aceitabilidade Geral

BEBIDAS E INFUSÕES

1. Café

Ingredientes	Quantidade	Técnica de Preparo
Café em pó Água Açúcar refinado	15 g 180 mL 3%	1. Pesar e medir todos os ingredientes. 2. Colocar a água para ferver. 3. Acrescentar o pó de café ao coador previamente preparado com filtro de papel. Acrescentar a água fervida, até que a água passe toda pelo coador. 4. Acrescentar o açúcar e misturar. 5. Verificar o tempo de preparo. 6. Calcular o rendimento e a porção ideal.

– Repetir a operação utilizando 10g de pó de café.
– Repetir a operação utilizando 30g de pó de café.
– Repetir a operação utilizando 4g de café instantâneo. Não é necessário utilizar o coador.

Avaliação e Comentários

– Qual é o tipo de café que obteve o melhor aroma? Ele também teve o melhor sabor? Por quê?
– Por que não podemos colocar o pó para ferver junto com a água?
– Comparar a diferença de sabor entre o café instantâneo e o café padrão?
– Fazer o Teste de Aceitabilidade.

2. Comparação entre Chá Fresco e Chá Desidratado

Ingredientes	Quantidade	Técnica de Preparo
Hortelã fresca Água Açúcar	2 g 130 mL 3%	1. Pesar e medir os ingredientes. 2. Colocar a água para ferver. Acrescentar a hortelã e abafar por 1 minuto. 3. Coar e acrescentar o açúcar. Misturar. 4. Verificar o tempo de preparo. 5. Calcular o rendimento e a porção ideal.

– Repetir a operação utilizando 4 g de hortelã.
– Repetir a operação utilizando 6 g de hortelã.
– Repetir a operação utilizando 1 sache de hortelã seca, não sendo necessário abafar a hortelã.

Avaliação e Comentários

– Qual é a concentração de hortelã ideal para o preparo de chás?
– Por que se deve abafar a preparação após introdução da hortelã?
– Qual tipo de chá (fresco ou desidratado) fornece a maior liberação de odor? Por quê?
– Por que os chás frescos e desidratados apresentam coloração diferenciada? Explique.
– Fazer o Teste de Aceitabilidade.

3. Comparação entre Diversos tipos de Chá

Ingredientes	Quantidade	Técnica de Preparo
Chá mate	1 sachê	1. Pesar e medir os ingredientes.
Chá mate verde	1 sachê	2. Aquecer a água individualmente para cada tipo de chá.
Chá preto	1 sachê	3. Mergulhar o sachê contendo o chá na água quente e
Chá verde	1 sachê	esperar por 45 segundos.
Chá oolong	1 sachê	4. Acrescentar o açúcar e misturar. Verificar o tempo de
Açúcar refinado	3% para cada	preparo.
Água	130 mL para cada	5. Calcular o rendimento e a porção ideal.

Avaliação e Comentários
- Qual é o chá mais adstringente? Por quê?
- A cor do chá está relacionada ao grau de adstringência?
- Qual é o chá mais caro? E qual o mais barato?
- Por que não há necessidade de abafar estes tipos de chá?
- O que aconteceria se adicionássemos 5 mL de limão ao chá?
- Fazer o Teste de Aceitabilidade.

4. Bebidas Aromatizadas

4.1. Adição do Aromatizante após a Cocção

Ingredientes	Quantidade	Técnica de Preparo
Leite integral	100 mL	1. Pesar e medir todos os ingredientes.
Canela em pau	1%	2. Aquecer o leite. Misturar a canela e o açúcar. Deixar
Açúcar refinado	3%	repousar por 45 segundos e mexer novamente.
		3. Verificar o tempo de preparo. Calcular o rendimento e a porção ideal.

- Repetir a operação substituindo por 1% de canela em pó.
- Repetir a operação substituindo por 1% de cravo.
- Repetir a operação substituindo por 1% de essência de baunilha.
- Repetir a operação substituindo por 0,5% de canela em pó.
- Repetir a operação substituindo por 2% de canela em pó.
- Repetir a operação substituindo por 4% de mel, sem açúcar.

4.2. Adição do Aromatizante antes da Cocção

Ingredientes	Quantidade	Técnica de Preparo
Leite integral	100 mL	1. Pesar e medir todos os ingredientes.
Canela em pau	1%	2. Adicionar a canela e o açúcar ao leite e ferver. Marcar o
Açúcar refinado	3%	tempo de preparo.
		3. Calcular o rendimento e a porção ideal.

- Repetir a operação substituindo por 1% de canela em pó.
- Repetir a operação substituindo por 1% de cravo.
- Repetir a operação substituindo por 1% de essência de baunilha.

Avaliação e Comentários

– Qual é a diferença entre adicionar os aromatizantes após a cocção e antes da cocção? Qual o melhor?
– Qual é o aromatizante que desenvolve maior sabor? E qual o menor?
– Qual é o aromatizante que desenvolve maior odor? E qual o menor?
– Existe diferença no desenvolvimento de *flavor* da canela em pó e da canela em pau?
– Fazer o Teste de Aceitabilidade.

5. Cappuccino

Ingredientes	Quantidade	Técnica de Preparo
Leite em pó instantâneo	40 g	1. Pesar e medir todos os ingredientes secos.
Café solúvel	10 g	2. Misturar os ingredientes secos e passar por uma peneira.
Canela em pó	0,5 g	3. Ferver a água (ou o leite) e acrescentar a mistura.
Achocolatado	3 g	Calcular o rendimento e a porção ideal.
Açúcar	1 g	
Água ou leite	250 mL	

Avaliação e Comentários

– Qual é o sabor predominante na preparação?
– Qual é o custo da preparação?
– Houve desenvolvimento de aroma?
– Fazer o Teste de Aceitabilidade.

6. Sucos

6.1. Suco de Laranja com Cenoura

Ingredientes	Quantidade	Técnica de Preparo
Suco de laranja	200 mL	1. Pesar e medir todos os ingredientes.
Cenoura	50 g	2. Lavar a laranja e espremer. Reservar o suco.
Açúcar refinado	5 g	3. Lavar e higienizar a cenoura, raspar e ralar. Calcular o fator de correção.
		4. Bater o suco de laranja, a cenoura e o açúcar em liquidificador.
		5. Medir a preparação e verificar o tempo de preparo.
		6. Calcular o rendimento e a porção ideal.

6.2. Refresco de Limão e Beterraba

Ingredientes	Quantidade	Técnica de Preparo
Suco de limão Beterraba Água Açúcar refinado	40 mL 40 g 350 mL 20 g	1. Pesar e medir todos os ingredientes. 2. Extrair o suco do limão e reservar. 3. Lavar e higienizar a beterraba, descascar e ralar. Calcular o fator de correção. 4. Bater em liquidificador o limão, a beterraba, o açúcar e a água. Medir a preparação. 5. Verificar o tempo de preparo. Calcular o rendimento e a porção ideal.

6.3. Suco de Laranja com Couve

Ingredientes	Quantidade	Técnica de Preparo
Suco de laranja Couve Açúcar refinado	200 mL 25 g 5 g	1. Pesar e medir todos os ingredientes. 2. Extrair o suco da laranja. 3. Lavar e higienizar a couve. Picar. 4. Bater em liquidificador a laranja, a couve e o açúcar. Medir a preparação. 5. Verificar o tempo de preparo. Calcular o rendimento e a porção ideal.

6.4. Diferença de Processamento

Ingredientes	Quantidade	Técnica de Preparo
Suco concentrado de maracujá Água Açúcar refinado	100 mL 900 mL 70 g	1. Pesar e medir todos os ingredientes. 2. Misturar todos os ingredientes. Medir a preparação. Verificar o tempo de preparo. 3. Calcular o rendimento e a porção ideal.

– Repetir a operação utilizando 100g de polpa para 300 mL de água, adicionar 28g de açúcar.
– Repetir a operação utilizando 100g de maracujá batido e coado e 300 mL de água, adicionar 28g de açúcar.

Avaliação e Comentários

– A adição de hortaliças aos sucos de fruta modificou o sabor das preparações? Qual sabor prevaleceu?
– A adição de hortaliças aos sucos de fruta modificou a cor das preparações? Qual cor prevaleceu?
– Qual é o efeito do limão na preparação?
– O que aconteceria com o valor nutricional dos sucos se estes fossem coados?
– Quais são os efeitos do processamento de sucos no desenvolvimento de sabor e odor?
– Fazer o Teste de Aceitabilidade.

Capítulo 13

Condimentos

Erika Barbosa Camargo
Raquel B. A. Botelho

Ao final da aula prática, o aluno deverá atingir os seguintes objetivos:
1. Diferenciar os efeitos de condimentos "in natura" e desidratado.
2. Contextualizar o uso de condimentos nas áreas de atuação do nutricionista (Nutrição Materno-infantil, Dietoterapia e Alimentação Coletiva).
3. Avaliar a liberação de substâncias aromáticas.
4. Avaliar as modificações no teor de sódio com o uso de produtos à base de sódio.

Observação:
1. As porcentagens dos condimentos citados na prática estão relacionadas à matéria-prima principal dos experimentos.
2. Para a realização do teste de aceitabilidade deverá ser utilizada a Tabela abaixo, com notas atribuídas por meio de escala hedônica de cinco pontos.

Alimento	Sabor	Cor	Odor	Textura	Aceitabilidade Geral

CONDIMENTOS

1. Comparação de Condimentos Secos

– *Condimentos que serão utilizados:* açafrão, páprica doce, páprica picante, noz-moscada, gengibre, *curry*, cominho.

1.1. Após Cocção

Ingredientes	Quantidade	Técnica de Preparo
Arroz polido cru Açafrão Água	25 g 1% 65 mL	1. Pesar e medir os ingredientes. 2. Lavar o arroz e levar à cocção com água fervente. Tampar a panela. 3. Após completa cocção, adicionar o condimento seco e misturar completamente. Marcar o tempo de preparo. 4. Pesar a preparação. Calcular o rendimento e estimar a porção ideal.
– Repetir a operação utilizando cominho a 1%. – Repetir a operação utilizando *curry* a 1%. – Repetir a operação utilizando gengibre a 1%. – Repetir a operação utilizando páprica doce a 1%. – Repetir a operação utilizando páprica picante a 1%. – Repetir a operação utilizando noz-moscada a 1%.		

1.2. Antes da cocção

Ingredientes	Quantidade	Técnica de Preparo
Arroz polido cru Açafrão Água	25 g 1% 65 mL	1. Pesar e medir os ingredientes. 2. Lavar o arroz e levar à cocção com água fervente e o açafrão. Tampar a panela 3. Após completa cocção, pesar a preparação. Marcar o tempo de preparo. 4. Calcular o rendimento e estimar a porção ideal.
– Repetir a operação utilizando cominho a 1%. – Repetir a operação utilizando *curry* a 1%. – Repetir a operação utilizando gengibre a 1%. – Repetir a operação utilizando páprica doce a 1%. – Repetir a operação utilizando páprica picante a 1%. – Repetir a operação utilizando noz-moscada a 1%.		

Avaliação e Comentários

– Entre os dois métodos utilizados acima, qual desenvolveu melhor sabor e aroma?
– Por que o arroz foi utilizado?
– O condimento pode substituir o sal completamente ou parcialmente? Para quais preparações?

- Qual é o pigmento responsável pelo desenvolvimento da coloração do açafrão e da páprica? Qual dos métodos utilizados realçou mais a cor destes pigmentos?
- Qual dos métodos acima apresentou maior aceitabilidade?
- Fazer o Teste de Aceitabilidade.

2. Comparação entre Condimentos Secos e Frescos

2.1. Secos

Ingredientes	Quantidade	Técnica de Preparo
Arroz polido cru Alecrim seco Água	25 g 1% 65 mL	Pesar os ingredientes. Higienizar o alecrim Lavar o arroz e levar à cocção (com a panela tampada) com água fervente e o alecrim. Após completa cocção, pesar a preparação. Marcar o tempo de preparo. Calcular o rendimento e estimar a porção ideal.

- Repetir a operação utilizando cebolinha a 1%.
- Repetir a operação utilizando hortelã a 1%.
- Repetir a operação utilizando manjericão a 1%.
- Repetir a operação utilizando orégano a 1%.
- Repetir a operação utilizando salsa a 1%.
- Repetir a operação utilizando tomilho a 1%.

2.2. Frescos

Ingredientes	Quantidade	Técnica de Preparo
Arroz polido cru Alecrim fresco Água	25 g 1% 65 mL	Pesar e medir os ingredientes. Higienizar o alecrim Lavar o arroz e levar à cocção (com a panela tampada) com água fervente. Higienizar o condimento e subdividir em partículas pequenas. Antes de completar a cocção, adicionar o condimento fresco, misturar completamente ao arroz e abafar por 2 minutos. Pesar a preparação e reservar. Avaliar a liberação de odor. Calcular o rendimento e estimar a porção ideal.

- Repetir a operação utilizando cebolinha a 1%.
- Repetir a operação utilizando hortelã a 1%.
- Repetir a operação utilizando manjericão a 1%.
- Repetir a operação utilizando orégano a 1%.
- Repetir a operação utilizando salsa a 1%.
- Repetir a operação utilizando tomilho a 1%.

Avaliação e Comentários

- Qual é a diferença entre usar condimentos frescos e condimentos secos no desenvolvimento de sabor?
- Qual é a diferença entre usar condimentos frescos e condimentos secos no desenvolvimento de odor?

- Por que abafamos as preparações que utilizaram condimento fresco?
- O condimento pode substituir o sal completamente ou parcialmente? Para quais preparações?
- Fazer o Teste de Aceitabilidade.

3. Comparação de Condimentos com Cortes Diferentes

Ingredientes	Quantidade	Técnica de Preparo
Arroz polido cru Alho inteiro Água	25 g 1% 65 mL	1. Descacar o alho. Pesar e medir os ingredientes. 2. Lavar o arroz e levar à cocção (com a panela tampada) com água fervente e o alho inteiro. 3. Após completar cocção, pesar a preparação e reservar. Observar a liberação de odor. 4. Calcular o rendimento e estimar a porção ideal.

- Repetir a operação utilizando alho em forma de purê a 1%.
- Repetir a operação utilizando alho em lascas a 1%.
- Repetir a operação utilizando alho em lascas secas a 1%.
- Repetir a operação utilizando alho picado torrado a 1%.

Avaliação e Comentários

- Qual é o tipo de processamento de alho que mais desenvolveu sabor? Por quê?
- Qual é o tipo de processamento de alho que mais desenvolveu odor? Por quê?
- Por que a forma de pré-preparo altera o sabor?
- O alho pode substituir o sal completamente ou parcialmente? Para quais preparações?
- Fazer o Teste de Aceitabilidade.

4. Comparação de Condimentos Picantes

Ingredientes	Quantidade	Técnica de Preparo
Arroz polido cru Pimenta de cheiro Água	25 g 1% 65 mL	1. Pesar e medir os ingredientes. 2. Lavar o arroz e levar à cocção com água previamente fervida e a pimenta de cheiro. 3. Após completar a cocção, pesar a preparação e reservar. Observar a liberação de odor. 4. Calcular o rendimento e estimar a porção ideal.

- Repetir a operação utilizando pimenta malagueta a 0,5%.
- Repetir a operação utilizando pimenta do reino a 0,5%.
- Repetir a operação utilizando pimenta dedo de moça a 1%.
- Repetir a operação utilizando páprica picante a 1%.

Avaliação e Comentários

- Qual é o maior potencial picante observado entre os condimentos utilizados?
- Qual é a atuação destes condimentos na mucosa gastrointestinal?

- Como podemos diminuir o potencial picante dos condimentos?
- O condimento pode substituir o sal completamente ou parcialmente? Para quais preparações?
- Fazer o Teste de Aceitabilidade.

5. Comparação de Condimentos Salgados

- *Condimentos que serão utilizados:* sal de cozinha, sal *light*, sal de ervas e caldo de carne.

5.1. Arroz com Condimentos Salgados

Ingredientes	Quantidade	Técnica de Preparo
Arroz polido cru Sal Água	25 g 1% 65 mL	1. Pesar e medir os ingredientes. 2. Lavar o arroz e levar à cocção (com a panela tampada) com água fervente e o sal. 3. Após completar a cocção, pesar a preparação e reservar. Observar a liberação de odor. 4. Calcular o rendimento e estimar a porção ideal.
– Repetir a operação utilizando sal *light* a 1%. – Repetir a operação utilizando caldo de carne a 1%. – Repetir a operação utilizando glutamato monossódico a 1%. – Repetir a operação utilizando sal de ervas a 1%. Para preparar o sal de ervas, bater no liquidificador 1 copinho de café de sal (pesar); a mesma medida de manjericão desidratado, de alecrim desidratado e de orégano desidratado (pesar todos os ingredientes).		

5.2. Carne com Condimentos

Ingredientes	Quantidade	Técnica de Preparo
Bife bovino Sal Óleo	1 unidade 1% 5%	Cortar o bife e pesar (sem limpar). Limpar o bife e pesar. Calcular o fator de correção. Temperar o bife com sal e pesar novamente. Aquecer a frigideira com óleo. Passar o bife durante 3 minutos de cada lado. Calcular o rendimento, o fator de cocção e a porção ideal.
– Repetir a operação utilizando sal *light* a 1%. – Repetir a operação utilizando caldo de carne a 1%. – Repetir a operação utilizando glutamato monossódico a 1%. – Repetir a operação utilizando sal de ervas a 1%. Para preparar o sal de ervas, bater no liquidificador 1 copinho de café de sal (pesar); a mesma medida de manjericão desidratado, de alecrim desidratado e de orégano desidratado (pesar todos os ingredientes).		

Avaliação e Comentários

- Qual é o maior potencial de salinidade observado entre os condimentos utilizados?
- Em que parte da língua atua o glutamato monossódico para a percepção de sabor?
- Em dietoterapia, qual as consequências de substituir o sal por caldo de carne?
- Os condimentos, exceto o sal de cozinha padrão, podem substituir o sal completamente ou parcialmente? Para quais preparações?
- Qual a vantagem da utilização do sal de ervas?
- Fazer o Teste de Aceitabilidade.

Capítulo 14

Molhos e Sopas

Erika Barbosa Camargo
Raquel B. A. Botelho

Ao final da aula prática, o aluno deverá atingir os seguintes objetivos:
1. Analisar o efeito da temperatura na produção de diferentes preparações à base de açúcar.
2. Descrever os fatores que influenciam na cristalização e no tamanho dos cristais.
3. Diferenciar produtos cristalizados e não-cristalizados.
4. Analisar o efeito do pH e da concentração de pectina e açúcar na fabricação de geleias caseiras.
5. Comparar o grau de doçura de diversos adoçantes e edulcorantes.

Observação:
1. As porcentagens dos condimentos citados na prática estão relacionadas à matéria-prima principal dos experimentos.
2. Para a realização do teste de aceitabilidade deverá ser utilizada a Tabela abaixo, com notas atribuídas por meio de escala hedônica de cinco pontos.

Alimento	Sabor	Cor	Odor	Textura	Aceitabilidade Geral

MOLHOS E SOPAS

1. Base Roux – Molho Béchamel

Ingredientes	Quantidade	Técnica de Preparo
Leite	300 mL	1. Pesar e medir todos os ingredientes.
Farinha de trigo	15 g	2. Cortar a cebola em 8 partes. Ferver o leite com cebola, noz-moscada, pimenta e sal. Após a fervura, remover os pedaços de cebola.
Manteiga	15 g	
Cebola	1 unidade	
Sal	1%	3. Em uma panela, aquecer a manteiga, juntar a farinha e mexer até dourar.
Pimenta	0,2%	
Noz-moscada	0,1%	4. Verter a mistura de leite aos poucos e mexer fortemente para não formar *lumping*. Verificar a temperatura de gelatinização.
		5. Retirar e, se necessário, passar por uma peneira.
		6. Pesar a preparação. Verificar o tempo de preparo.
		7. Calcular o rendimento e a porção ideal para massas e gratinados.

Avaliação e Comentários

- Após o preparo do molho, houve separação de gordura?
- Durante a preparação do molho, houve formação de coalho? Explique porque e como solucionar o problema?
- Calcular a porcentagem da farinha de trigo no molho. Esta concentração é ideal para molhos?
- Fazer o Teste de Aceitabilidade.

2. Base de Gordura

2.1. Molho Holandês

Ingredientes	Quantidade	Técnica de Preparo
Vinagre branco	45 mL	1. Pesar e medir todos os ingredientes.
Gemas	3 unidades	2. Colocar o vinagre, a pimenta, a cebola e a salsinha em uma panela pequena e levar ao fogo brando até reduzir metade do seu volume inicial.
Manteiga sem sal	150 g	
Limão	2 mL	
Cebola	20 g	3. Retirar do fogo e coar o caldo em filtro de papel. Reservar.
Sal	1,5%	4. Em outra panela, adicionar as gemas e levar ao banho-maria. Adicionar o caldo coado gradualmente e mexer sempre. Manter a temperatura abaixo do ponto de ebulição.
Pimenta do reino	0,5%	
Salsinha	2 g	
		5. Adicionar aos poucos 75 g de manteiga à temperatura ambiente. Retirar a panela do fogo e adicionar lentamente o restante da manteiga, batendo vigorosamente.
		6. Temperar com sal, pimenta e suco de limão.
		7. Pesar a preparação. Verificar o tempo de preparo. Calcular o rendimento, o fator de cocção e a porção ideal.

2.2. Molho Béarnaise

Ingredientes	Quantidade	Técnica de Preparo
Gemas	3 unidades	1. Pesar e medir todos os ingredientes.
Vinagre branco	60 mL	2. Colocar o vinagre, a pimenta, a cebola, o alho, a salsinha
Manteiga sem sal	150 g	e 1g de estragão em uma panela pequena e levar ao fogo
Alho	1 dente	brando até reduzir metade do seu volume inicial.
Cebola	20 g	3. Retirar do fogo e coar o caldo em filtro de papel. Reservar.
Salsinha	2 g	4. Em outra panela, adicionar as gemas e levar ao banho-maria.
Estragão	3 g	Adicionar o caldo coado gradualmente e mexer sempre.
Sal	2%	Manter a temperatura abaixo do ponto de ebulição.
Pimenta do reino	0,5%	5. Adicionar aos poucos 75 g de manteiga à temperatura ambiente. Retirar a panela do fogo e adicionar lentamente o restante da manteiga, batendo vigorosamente.
		6. Temperar com sal, pimenta e estragão.
		7. Pesar a preparação. Verificar o tempo de preparo. Calcular o rendimento, o fator de cocção e a porção ideal.

Avaliação e Comentários

– Após o preparo do molho, houve separação e gordura?
– Qual é a função do vinagre na elaboração destes molhos?
– Qual é a função da gema na elaboração destes molhos?
– Em que preparações é possível utilizar estes molhos?
– Fazer o Teste de Aceitabilidade.

3. Base Extrativa

3.1. Molho Bourguignonne

Ingredientes	Quantidade	Técnica de Preparo
Manteiga	40 g	1. Pesar e medir todos os ingredientes.
Toucinho defumado	50 g	2. Aquecer metade da manteiga numa panela funda
Cebola	1 e ½ unidade picada	e refogar o toucinho picado. Deixar derreter bem e
Cenoura	1 unidade ralada	juntar a cebola, a cenoura e o alho. Quando a cebola
Alho	1 dente	estiver transparente, juntar a carne e refogar. Juntar
Acém	125 g	o cheiro verde, o louro e o tomilho.
Cheiro verde	10 g	3. Acrescentar o vinho e a água. Deixar em fogo alto
Louro	1 folha	até fervura. Diminuir a chama e submeter à cocção,
Tomilho	1 g	sem ebulição forte, durante 40 minutos. Passar o
Vinho tinto	250 mL	molho por uma peneira grossa.
Farinha de trigo	15 g	4. Misturar o restante da manteiga à farinha e
Sal	1%	acrescentar ao molho, misturando bem. Levar
Pimenta	0,2%	ao fogo, mexer até adquirir uma consistência
Água	150 mL	semelhante à de molho de chocolate. Temperar com sal e pimenta.
		5. Pesar a preparação. Verificar o tempo de preparo.
		6. Calcular o rendimento e a porção ideal.

3.2. Molho Aveludado
(associação de base extrativa e base roux)

Ingredientes	Quantidade	Técnica de Preparo
Manteiga Farinha de trigo Fundo de carne (item 5.2) Creme de leite Gema de ovo Suco de limão Sal Pimenta	15 g 15 g 250 mL 150 g 30 g 4 mL 0,8% 0,3%	1. Pesar e medir todos os ingredientes. 2. Aquecer a manteiga e juntar a farinha, mexendo bem por 2 minutos. Acrescentar, aos poucos, o fundo de carne (item 5.2) e deixar no fogo por mais 1 minuto e retirar. Verificar a temperatura de gelatinização. 3. Misturar o creme de leite com as gemas, o sal, a pimenta e o suco de limão. Acrescentar ao molho e aquecer sem deixar ferver. 4. Pesar a preparação. Verificar o tempo de preparo. 5. Calcular o rendimento e a porção ideal.

Avaliação e Comentários

– Após o preparo do molho, houve separação de gordura?
– Quais são os problemas em dietoterapia de utilizar molhos com bases extrativas?
– Qual é a função dos condimentos na elaboração destes molhos? Conseguiria-se o mesmo sem a utilização dos condimentos?
– Em que preparações é possível utilizar estes molhos?
– Fazer o Teste de Aceitabilidade.

4. Base de Tomate

4.1. Molho ao sugo

Ingredientes	Quantidade	Técnica de Preparo

Tomate
Água
Cebola
Alho
Óleo
Sal
Buquê garni:
  Manjericão
  Salsinha
  Cebolinha
  Alecrim
	300 g
	150 mL
	30 g
	5 g
	10 mL
	1%
	
	4 g
	4 g
	4 g
	4 g
		1. Descascar o alho e a cebola.
		2. Pesar e medir todos os ingredientes.
		3. Ferver a água e adicionar o tomate. Submeter à cocção por 3 minutos.
		4. Bater no liquidificador com a água da cocção e peneirar. Montar um buquê com os condimentos e amarrar.
		5. Picar a cebola e o alho. Refogar e juntar o caldo de tomate, o sal e o buquê garni e submeter à ebulição com panela tampada por 3 minutos. Retirar o buquê inteiro.
		6. Marcar o tempo de preparo. Pesar a preparação. Calcular o rendimento e a porção.

4.2. Molho à Matriciana

Ingredientes	Quantidade	Técnica de Preparo
Toucinho defumado Cebola Tomates maduros Pimenta vermelha Sal Pimenta	100 g 1 unidade picada 600 g sem pele e sem semente ½ unidade pequena 1% 0,1%	1. Pesar todos os ingredientes (higienizar as hortaliças). 2. Retirar a pele e as sementes do tomate. 3. Cortar o toucinho em cubos pequenos, levar o toucinho à panela. Quando dourar, juntar a cebola. Fritar a cebola em fogo médio, até dourar. Abaixar o fogo e juntar o tomate e a pimenta. Tampar a panela. Deixar cozinhar por 35 minutos. Se necessário, colocar água. Temperar com sal e pimenta. 4. Pesar a preparação. Verificar o tempo de preparo. 5. Calcular o rendimento e a porção ideal.

Avaliação e Comentários

- Qual dos molhos apresenta menor concentração de gordura?
- Qual é a função do buquê *garni* na elaboração do molho ao sugo? Por que devemos tampar a panela?
- Fazer o Teste de Aceitabilidade.

5. Fundos

5.1. Fundo de Vegetais

Ingredientes	Quantidade	Técnica de Preparo
Cebola picada Alho poró picado Salsão picado Cenoura picada Alho picado Água	80 g 80 g 25 g 100 g 20 g 2 L	1. Pesar e medir todos os ingredientes. 2. Colocar todos os vegetais em uma panela funda com 2 litros de água e cozinhar em fogo baixo por 90 minutos em panela destampada. 3. Coar e reservar. Determinar o rendimento e a porção ideal.

5.2. Fundo de Carne Bovina

Ingredientes	Quantidade	Técnica de Preparo
Aparas/ossos de carne Cenoura Alho Cebola Vinho tinto Alho poró Água Folhas de louro Óleo	250 g 100 g 20 g 50 g 100 mL 50 g 2 L 3 unidades 10 mL	1. Pesar e medir os ingredientes. 2. Aquecer o óleo e refogar a carne com a cebola até que forme uma crosta no fundo da panela. Marcar o tempo. 3. Adicionar 100 mL de água, mexer e deixe secar novamente, formando uma crosta no fundo. 4. Adicionar todos os demais ingredientes (inclusive o restante da água) e deixe cozinhar em fogo brando com panela destampada por 90 minutos. 5. Coar e reservar. Determinar o rendimento e a porção ideal.

Avaliação e Comentários

- Fazer o Teste de Aceitabilidade e comparar as características dos fundos.
- Qual a diferença entre caldos e fundos?

6. Sopas

6.1. Sopa de Cebola

Ingredientes	Quantidade	Técnica de Preparo
Cebola Manteiga Leite Farinha de trigo Fundo de vegetais (item 5.2)	500 g 30 g 200 mL 30 g 500 mL	1. Pesar e medir todos os ingredientes. 2. Torrar a farinha no fogo até que fique levemente dourada e reservar. 3. Cortar as cebolas em rodelas. Refogar a cebola na manteiga e bater no liquidificador com leite e farinha torrada. 4. Misturar com o fundo de vegetais (item 5.2) e levar ao fogo para engrossar (tampar a panela). Verificar a temperatura de gelatinização. 5. Pesar a preparação. Verificar o tempo de preparo. 6. Calcular o rendimento e a porção ideal.

6.2. Sopa de Ervilha

Ingredientes	Quantidade	Técnica de Preparo
Ervilha (congelada) Cebola Manteiga Farinha de trigo Fundo de vegetais (item 5.2) Leite Sal	100 g 1 unidade pequena 20 g 30 g 1 litro 120 mL 1%	1. Pesar e medir todos os ingredientes. 2. Dourar levemente a farinha na manteiga e juntar a cebola cortada em rodelas bem finas. Misturar tudo e refogar. Adicionar o fundo de vegetais (item 5.2) e as ervilhas. Ferver por 10 minutos. Bater no liquidificador. 3. Levar ao fogo (tampar a panela). Temperar com sal e deixar ferver por 1 minuto. 4. Pesar a preparação. Verificar o tempo de preparo. 5. Calcular o rendimento e a porção ideal.

6.3. Sopa de Abóbora

Ingredientes	Quantidade	Técnica de Preparo
Abóbora limpa Batata Cebola Cenoura Músculo ou acém Toucinho Tomate Molho inglês Açúcar Sal Pimenta	500 g 1 unidade média 1 unidade pequena 1 unidade pequena 150 g 25 g 1 unidade 2 mL 2 g 1% 1,0 g	1. Ferver 1 litro de água com o toucinho e o músculo aos pedaços. Higienizar as hortaliças. Juntar as hortaliças descascadas e picadas e temperar com sal e pimenta. 2. Quando as hortaliças estiverem bem cozidas, retirar o toucinho e o músculo. Bater a sopa no liquidificador e depois peneirar. Ferver em fogo brando em uma panela tampada por 5 minutos. 3. Temperar com molho inglês e açúcar. Acrescentar a carne cortada em cubos. 4. Pesar a preparação. Verificar o tempo de preparo. 5. Calcular o rendimento, o fator de cocção e a porção ideal.

Avaliação e Comentários

– Qual é a porcentagem de farinha usada nas sopas? Estes valores estão em concordância com os valores fornecidos pela literatura?
– Por que há necessidade de torrar a farinha na sopa de cebola? O que acontece neste processo? Quais são as suas vantagens e desvantagens?
– Por que na sopa de ervilha não é indicado o uso de ervilhas em conserva?
– Por que a sopa de abóbora não leva farinha de trigo? Por que na sopa de ervilha a quantidade de farinha é reduzida em relação à sopa de cebola?
– Fazer o Teste de Aceitabilidade.

Capítulo 15

Variação de Consistência

Erika Barbosa Camargo
Raquel B. A. Botelho

Ao final da aula prática, o aluno deverá atingir os seguintes objetivos:
1. Demonstrar a evolução de um cardápio desde de a dieta normal à líquida restrita.
2. Verificar as diferenças de valor calórico total das diferentes dietas.
3. Avaliar as modificações na distribuição dos macronutrientes das diferentes dietas.
4. Avaliar o efeito do amido em preparações utilizadas em dietas pastosas e semilíquidas.
5. Demonstrar que outros tipos de alimentos podem ser evoluídos em dietas hospitalares.

Observação:
1. As porcentagens dos condimentos citados na prática estão relacionadas à matéria-prima principal dos experimentos.
2. Para a realização do teste de aceitabilidade deverá ser utilizada a Tabela abaixo, com notas atribuídas por meio de escala hedônica de cinco pontos.

Alimento	Sabor	Cor	Odor	Textura	Aceitabilidade Geral

VARIAÇÃO DE CONSISTÊNCIA

1. Dieta Normal

1.1. Bife Bovino Acebolado na Chapa

Ingredientes	Quantidade	Técnica de Preparo
Coxão mole limpo Cebola Alho Sal Óleo	100 g 10 g 1% 0,5% 2%	1. Pesar, limpar e pesar a carne. Calcular o fator de correção. 2. Temperar com sal, alho e óleo. 3. Aquecer a chapa e levar o bife à cocção (calor seco). Descascar a cebola e cortar em fatias finas. Acrescentar as cebolas e corar. Marcar o tempo de cocção. 4. Pesar e calcular o fator de cocção. 5. Calcular o rendimento e a porção ideal.

1.2. Mandioca Sauté

Ingredientes	Quantidade	Técnica de Preparo
Mandioca limpa Sal Cheiro verde Margarina	60 g 1% 1% 5 g	1. Pesar, limpar e pesar a mandioca. Higienizar o cheiro verde. Calcular o fator de correção. 2. Levar ao fogo brando com água suficiente para cobrir a mandioca e o sal. 3. Após a cocção, retirar da água e sautear com a margarina e o cheiro verde picado. 4. Pesar e calcular o fator de cocção. 5. Calcular o rendimento e a porção ideal.

1.3. Arroz Refogado

Ingredientes	Quantidade	Técnica de Preparo
Arroz cru Cebola Sal Óleo	50 g 1% 1% 2%	1. Pesar o arroz. Lavar e escorrer. 2. Descascar e cortar a cebola. Refogar a cebola no óleo e juntar o arroz. 3. Adicionar água fervente na proporção de 2,5 vezes o volume do arroz. Submeter à cocção em fogo brando. Marcar o tempo (se necessário, adicionar mais água, sempre medindo). 4. Pesar depois de pronto e calcular o índice de absorção. 5. Calcular o rendimento, o fator de cocção e a porção ideal.

1.4. Feijão Simples

Ingredientes	Quantidade	Técnica de Preparo
Feijão cru Sal Cebola Óleo	60 g 1,5% 1% 2%	1. Pesar e lavar. Deixar em remolho por 5 horas. 2. Colocar em uma panela de pressão com 4 vezes o seu peso em água. Após liberar a pressão, marcar 3 minutos e desligar. 3. Pesar depois de pronto sem o caldo e anotar. Calcular o fator de cocção. 4. Descascar e cortar a cebola. Refogar à parte a cebola no óleo e juntar o feijão com o caldo. Deixar ferver por 2 minutos. 5. Calcular o rendimento e a porção ideal.

1.5. Salada de Alface, Tomate e Cenoura

Ingredientes	Quantidade	Técnica de Preparo
Alface limpa Tomate limpo Cenoura limpa	10 g 30 g 30 g	1. Higienizar as hortaliças. 2. Cortar a alface em tiras, o tomate em rodela e ralar a cenoura. Calcular o fator de correção. Pesar.

1.6. Maçã

Ingredientes	Quantidade	Técnica de Preparo
Maçã	1 unidade	Pesar, lavar e sanitizar.

1.7. Suco de Laranja

Ingredientes	Quantidade	Técnica de Preparo
Laranja	2 unidades	1. Pesar e lavar. 2. Cortar ao meio e espremer para a retirada do suco. Medir o volume. Reservar.

2. Dieta Branda

2.1. Bife Bovino na Chapa

Ingredientes	Quantidade	Técnica de Preparo
Coxão mole limpo Alho Sal Óleo	100 g 1% 1% 1%	1. Pesar, limpar e pesar a carne. Calcular o fator de correção. 2. Temperar com sal e alho. 3. Adicionar o óleo à chapa. Levar o bife à cocção (calor seco). Marcar o tempo de cocção. 4. Pesar e calcular o fator de cocção. 5. Calcular o rendimento e a porção ideal.

2.2. Mandioca Cozida

Ingredientes	Quantidade	Técnica de Preparo
Mandioca limpa Sal	60 g 1%	1. Higienizar e pesar a mandioca. Calcular o fator de correção. 2. Levar ao fogo brando com água suficiente para cobrir a mandioca e o sal. 3. Pesar e calcular o fator de cocção. 4. Calcular o rendimento e a porção ideal.

Capítulo 15

2.3. Arroz Refogado

Ingredientes	Quantidade	Técnica de Preparo
Arroz cru	50 g	1. Pesar o arroz. Lavar e escorrer.
Cebola	1%	2. Refogar a cebola no óleo e juntar o arroz.
Sal	1%	3. Adicionar água, fervendo na proporção de 3 vezes o volume do
Óleo	1%	arroz. Submeter à cocção em fogo brando. Marcar o tempo (se necessário, adicionar mais água, sempre medindo)
		4. Pesar depois de pronto e calcular o índice de absorção.
		5. Calcular o rendimento, o fator de cocção e a porção ideal.

2.4. Feijão Simples

Ingredientes	Quantidade	Técnica de Preparo
Feijão cru	60 g	1. Pesar e lavar. Deixar em remolho por 5 horas.
Sal	1%	2. Colocar em uma panela de pressão com 4 vezes o volume de
Cebola	1%	água. Após liberar a pressão, marcar 3 minutos e desligar.
Óleo	1%	3. Pesar depois de pronto sem o caldo e anotar. Calcular o fator de cocção.
		4. Refogar à parte a cebola no óleo e juntar o feijão com o caldo. Deixar ferver por 2 minutos.
		5. Calcular o rendimento e a porção ideal.

O caldo do feijão deverá ser reservado para o item 3.

2.5. Salada de Cenoura

Ingredientes	Quantidade	Técnica de Preparo
Cenoura	30 g	1. Pesar e lavar. Descascar e calcular o fator de correção.
Sal	1%	2. Levar à cocção com sal e água suficiente para cobrir até abrandar a hortaliça.

2.6. Maçã à Francesa

Ingredientes	Quantidade	Técnica de Preparo
Maçã	1 unidade	1. Pesar, lavar e higienizar.
		2. Descascar e retirar as partes não comestíveis. Calcular o fator de correção.
		3. Cortar a maçã à francesa e colocar gotas de limão para evitar escurecimento enzimático.
		4. Pesar a preparação e calcular a porção ideal.

2.7. Suco de Laranja

Ingredientes	Quantidade	Técnica de Preparo
Laranja	2 unidades	1. Pesar e lavar. 2. Cortar ao meio e espremer para a retirada do suco. Medir o volume. Reservar.

3. Dieta Pastosa

3.1. Carne Moída Refogada

Ingredientes	Quantidade	Técnica de Preparo
Coxão mole moído Alho Sal Óleo	100 g 1% 0,5% 2%	1. Pesar todos os ingredientes. 2. Temperar a carne com sal e alho. 3. Refogar durante 5 minutos, acrescentando o óleo e 20 mL de água. 4. Pesar e calcular o fator de cocção. 5. Calcular o rendimento e a porção ideal.

3.2. Cozido de Mandioca com Cenoura

Ingredientes	Quantidade	Técnica de Preparo
Mandioca limpa Cenoura limpa Sal Cheiro verde Condimento	50 g 30 g 1% 1% 1%	1. Pesar, limpar, descascar e calcular o fator de correção. Higienizar o cheiro verde. 2. Cortar em pedaços pequenos. Levar ao fogo brando com água suficiente para cobrir a mandioca e a cenoura. 3. Acrescentar o sal, o cheiro verde picado e o condimento. Se necessário, acrescentar mais água (medir). 4. Depois de cozida, amassar os pedaços até que fiquem pastosos. 5. Calcular o rendimento, o fator de cocção e a porção ideal.

3.3. Arroz Papa

Ingredientes	Quantidade	Técnica de Preparo
Arroz cru Cebola Sal Óleo	35 g 1% 1% 2%	1. Pesar o arroz. Lavar e escorrer. 2. Refogar a cebola no óleo e juntar o arroz. 3. Adicionar água, fervendo na proporção de 6 vezes o volume do arroz. Submeter à cocção em fogo brando. Marcar o tempo (se necessário, adicionar mais água, sempre medindo) 4. Pesar depois de pronto e calcular o índice de absorção. 5. Calcular o rendimento, o fator de cocção e a porção ideal.

3.4. Feijão Simples

Ingredientes	Quantidade	Técnica de Preparo
Feijão cru Sal Cebola Óleo	40 g 1% 1% 2%	1. Pesar e lavar. Deixar em remolho por 5 horas. 2. Colocar em uma panela de pressão com 5 vezes o volume de água. Após liberar a pressão, marcar 4 minutos e desligar. 3. Pesar depois de pronto sem o caldo e anotar. Calcular o fator de cocção. 4. Refogar à parte a cebola no óleo e juntar o feijão com o caldo. Deixar ferver. 5. Amassar bem os grãos. 6. Calcular o rendimento, o fator de cocção e a porção ideal.

3.5. Maçã à francesa

Ingredientes	Quantidade	Técnica de Preparo
Maçã	1 unidade	1. Pesar, lavar e higienizar. 2. Descascar e retirar as partes não comestíveis. Calcular o fator de correção. 3. Cortar a maçã e levar à cocção no micro-ondas por 4 minutos. Deixar descansar por mais 4 minutos. 4. Pesar, calcular o rendimento, o fator de cocção e a porção ideal.

3.6. Suco de Laranja

Ingredientes	Quantidade	Técnica de Preparo
Laranja	2 unidades	1. Pesar e lavar. 2. Cortar ao meio e espremer para a retirada do suco. Coar. Medir o volume. Reservar.

4. Dieta Semilíquida

4.1. Carne Moída Refogada

Ingredientes	Quantidade	Técnica de Preparo
Coxão mole moído Alho Sal Óleo Água	100 g 1% 0,5% 2% 20 mL	1. Pesar todos os ingredientes. 2. Temperar com sal e alho. 3. Refogar durante 5 minutos, acrescentando água. 4. Liquidificar não necessariamente por completo. 5. Pesar e calcular o fator de cocção. 6. Calcular o rendimento e a porção ideal.

4.2. Cozido de Mandioca com Cenoura

Ingredientes	Quantidade	Técnica de Preparo
Mandioca limpa Cenoura limpa Sal Cheiro verde Condimento	50 g 30 g 1% 1% 1%	1. Pesar, limpar e pesar a mandioca e a cenoura. Calcular o fator de correção. 2. Cortar em pedaços pequenos. Levar ao fogo brando com água suficiente para cobrir a mandioca e a cenoura. 3. Acrescentar o sal, o cheiro verde picado e o condimento. Se necessário, acrescentar mais água, sempre medindo. 4. Depois de cozidas, amassar os pedaços mais inteiros e peneirar. 5. Calcular o rendimento, o fator de cocção e a porção ideal.

4.3. Arroz Papa

Ingredientes	Quantidade	Técnica de Preparo
Arroz cru Cebola Sal Óleo	35 g 1% 1% 2%	1. Pesar o arroz. Lavar e escorrer. 2. Refogar a cebola no óleo e juntar o arroz. 3. Adicionar água, fervendo na proporção de 6 vezes o volume do arroz. Submeter à cocção em fogo brando. 4. Marcar o tempo (se necessário, adicionar mais água, sempre medindo). 5. Amassar bem o arroz após a cocção. 6. Pesar depois de pronto e calcular o índice de absorção. 7. Calcular o rendimento, o fator de cocção e a porção ideal.

4.4. Feijão Simples

Ingredientes	Quantidade	Técnica de Preparo
Feijão cru Sal Cebola Óleo	40 g 1% 1% 2%	1. Pesar e lavar. Deixar em remolho por 5 horas. 2. Colocar em uma panela de pressão com 5 vezes o volume de água. Após liberar a pressão, marcar 4 minutos e desligar. 3. Pesar depois de pronto sem o caldo e anotar. Calcular o fator de cocção. 4. Refogar à parte a cebola no óleo e juntar o feijão com o caldo. Deixar ferver. 5. Bater o feijão no liquidificador. 6. Calcular o rendimento, o fator de cocção e a porção ideal.

4.5. Maçã à Francesa

Ingredientes	Quantidade	Técnica de Preparo
Maçã	1 unidade	1. Pesar, lavar e higienizar. 2. Descascar e retirar as partes não comestíveis. Calcular o fator de correção. 3. Cortar a maçã e levar à cocção no micro-ondas por 4 minutos. Deixar descansar por mais 4 minutos. 4. Passar a maçã pela peneira. 5. Pesar, calcular o rendimento, o fator de cocção e a porção ideal.

4.6. Suco de Laranja

Ingredientes	Quantidade	Técnica de Preparo
Laranja	2 unidades	1. Pesar e lavar. 2. Cortar ao meio e espremer para a retirada do suco. Coar. Medir o volume. Reservar.

5. Dieta Líquida

5.1. Sopa de Carne, Mandioca, Cenoura, Arroz e Feijão

Ingredientes	Quantidade	Técnica de Preparo
Carne moída Mandioca Cenoura Arroz Feijão Alho Sal Óleo	100 g 50 g 30 g 30 g 40 g 1% 1% 5 mL	1. Pesar e medir todos os ingredientes. Calcular o fator de correção. Pesar, limpar e pesar a mandioca e a cenoura. 2. Lavar o arroz. Preparar o feijão como na dieta pastosa e usar somente o caldo. 3. Levar a carne, a mandioca, a cenoura e o arroz à cocção. Fogo brando com o caldo de feijão e água para completar 400 mL. 4. Temperar com sal, óleo e cebola. Deixar ferver até completar a cocção. Se necessário, colocar mais água.

5.2. Gelatina de Morango

Ingredientes	Quantidade	Técnica de Preparo
Pó de gelatina	1 pacote	1. Preparar a gelatina conforme instruções da embalagem. Levar à refrigeração. 2. Após gelada, pesar a porção ideal.

5.3. Suco de Laranja

Ingredientes	Quantidade	Técnica de Preparo
Laranja	2 unidades	1. Pesar e lavar. 2. Cortar ao meio e espremer para a retirada do suco. Coar. Medir o volume. Reservar.

6. Dieta Líquida Restrita

6.1. Caldo de Carne, Batata e Cenoura

Ingredientes	Quantidade	Técnica de Preparo
Carne em cubos Batata Cenoura Sal	100 g 90 g 30 g 1%	1. Pesar os ingredientes. Descascar a batata e a cenoura. Calcular o fator de correção. 2. Cortar a batata e a cenoura em pedaços pequenos. Levar à cocção com água para cobrir. Quando bem cozido, separar o caldo e pesar a porção. Descartar os ingredientes sólidos. 3. Calcular o rendimento e estimar a porção ideal.

6.2. Gelatina de morango

Ingredientes	Quantidade	Técnica de Preparo
Pó de gelatina	1 pacote	1. Preparar a gelatina conforme instruções da embalagem. Levar à refrigeração. 2. Após gelada e antes de endurecer, servir. 3. Calcular o rendimento e estimar a porção ideal.

6.3. Refresco de Laranja

Ingredientes	Quantidade	Técnica de Preparo
Pó de refresco	1 pacote	1. Preparar o refresco conforme instruções da embalagem. Levar à refrigeração. 2. Calcular o rendimento e estimar a porção ideal.

Avaliação e Comentários

- Qual é a principal diferença entre as dietas normais e as brandas?
- Por que as quantidades de arroz, feijão e mandioca são diminuídas nas dietas pastosas, semilíquida e líquida?
- Qual é o efeito da cocção na maçã?
- Por que não usamos o suco de laranja na dita líquida restrita?
- Comparar a concentração de sal e óleo presente nas preparações.
- Qual é a variação no Valor Energético Total (VET) entre as diferentes dietas?

- Quais são as principais consequências desta variação?
- Em hospitais, utilizam-se somente estas variações de consistência? Quais são as possíveis modificações?
- Sugere-se montar os pratos de cada tipo de dieta e comparar a variação de consistência.
- Fazer o Teste de Aceitabilidade.

Capítulo 16

Micro-ondas

Erika Barbosa Camargo
Raquel B. A. Botelho
Renata Puppin Zandonadi

Ao final da aula prática, o aluno deverá atingir os seguintes objetivos:
1. Descrever as diferenças de textura, sabor e consistência entre alimentos preparados com o uso de micro-ondas e métodos de cocção convencionais.
2. Discutir a importância de períodos de descanso na utilização do micro-ondas.
3. Descrever os efeitos no desenvolvimento de odor e escurecimento não enzimático.
4. Avaliar o efeito do uso de micro-ondas no amaciamento de carnes vermelhas e brancas.
5. Comparar o rendimento de cereais preparados com o uso de micro-ondas e métodos de cocção convencionais.

Observação:
1. As porcentagens dos condimentos citados na prática estão relacionadas à matéria-prima principal dos experimentos.
2. Para a realização do teste de aceitabilidade deverá ser utilizada a Tabela abaixo, com notas atribuídas por meio de escala hedônica de cinco pontos.

Alimento	Sabor	Cor	Odor	Textura	Aceitabilidade Geral

MICRO-ONDAS

1. Pescado

1.1. Robalo ao Molho

Ingredientes	Quantidade	Técnica de Preparo
Filé de robalo Champignon Purê de tomate Alcaparra Azeite Coentro Alho	300 g 30 g 200 g 10 g 10 mL 2 g 1 dente	1. Higienizar o coentro, descascar e amassar o alho antes do procedimento de cocção. 2. Pesar e medir todos os ingredientes. 3. Cortar o robalo em cubos de 3 cm. 4. Em um refratário, misturar todos os ingredientes, com exceção do robalo e do coentro. Tampar e levar ao micro-ondas. Cozinhar em potência alta por 6 minutos. 5. Acrescentar os cubos de robalo e misturar. Tampar e levar à cocção novamente por 4 minutos em potência alta. 6. Polvilhar com o coentro picado e higienizado e reservar. 7. Pesar a preparação. Calcular o rendimento, o fator de cocção e a porção ideal.
– Repetir a operação acrescentando 2% de sal à preparação antes da cocção.		

1.2. Robalo "Grelhado"

Ingredientes	Quantidade	Técnica de Preparo
Filé de robalo Alho Azeite Coentro	100 g 1 dente 5 mL 0,5 g	1. Higienizar o coentro, descascar e amassar o alho antes do procedimento de cocção. 2. Pesar e medir os ingredientes. 3. Cortar o robalo em cubos de 3 cm e temperar com o alho e o azeite. Tampar e levar ao micro-ondas em potência alta por 4 minutos. Deixar descansar. 4. Polvilhar com coentro e reservar. 5. Pesar a preparação. Calcular o rendimento, o fator de cocção e a porção ideal.
– Repetir a operação acrescentando 2% de sal à preparação antes da cocção.		

Avaliação e Comentários

- Qual é a diferença na textura encontrada entre os dois tipos de preparação?
- O que acontece quando adicionamos o sal antes da cocção ao pescado?
- Qual é a diferença no rendimento entre os três procedimentos? Por quê?
- Qual é a função do molho na preparação do robalo?
- Fazer o Teste de Aceitabilidade.

2. Carne Bovina

2.1. Bifes Bovinos ao Molho de Mostarda

Ingredientes	Quantidade	Técnica de Preparo
Bife de contra-filé Azeite Sal Pimenta Manteiga Cebola Tomate Mostarda Shoyu Mel	4 unidades 10 mL 1% 0,5% 10 g ½ unidade grande 2 unidades 37 g 7 g 5 g	1. Pesar e medir os ingredientes. 2. Higienizar o tomate e descascar e cortar a cebola antes dos procedimentos de cocção. 3. Temperar os bifes com azeite, sal e pimenta. Cobrir com papel manteiga e levar ao micro-ondas em potência alta por 3 minutos. Abrir o forno e virar os bifes. Iniciar nova cocção por 3 minutos. Reservar. 4. À parte, no micro-ondas, refogar a cebola na manteiga por 4 minutos em potência alta. Acrescentar os tomates sem pele e sem semente e os ingredientes restantes. Levar à cocção por mais 6 minutos, mexendo 2 vezes. 5. Deixar repousar por 2 minutos e servir sobre os bifes. 6. Pesar a preparação. Calcular o rendimento, o fator de cocção e a porção ideal.
– Repetir a operação acrescentando 2% de sal à preparação antes da cocção.		

2.2. Bifes Bovinos "Grelhados"

Ingredientes	Quantidade	Técnica de Preparo
Bife de contra-filé Azeite Sal Pimenta	1 unidades 2,5 mL 1% 0,5%	1. Pesar e medir todos os ingredientes. 2. Temperar os bifes com azeite, sal e pimenta. Cobrir com papel manteiga e levar ao micro-ondas em potência alta por 2 minutos para cada lado. Reservar. Se possível, usar a função dourar e retirar o papel manteiga. 3. Pesar a preparação. Calcular o rendimento, o fator de cocção e a porção ideal.

Avaliação e Comentários

- Qual é a diferença na textura encontrada entre os dois tipos de preparação?
- Comparar o efeito do uso do micro-ondas em pescados e carne vermelha? (obs.: associar à estrutura de cada tipo de carne)
- Qual é a influência do sal na preparação de carnes vermelhas?
- A ausência de tostadura afeta o desenvolvimento de sabor em carnes vermelhas?
- Qual é a função do molho na preparação do bife?
- Qual método de cocção você recomendaria: o convencional ou o micro-ondas? Por quê?
- Fazer o Teste de Aceitabilidade.

3. Cereais

3.1. Espaguete à Moda do Chef

Ingredientes	Quantidade	Técnica de Preparo
Espaguete Óleo Água Sal Molho Bacon Cebola ralada Tomate Gemas Queijo ralado	250 g 10 mL 1.000 mL 1% 50 g 1 unidade grande 1 unidade 2 unidades 100 g	1. Pesar e medir todos os ingredientes. 2. Higienizar o tomate e descascar e cortar a cebola antes dos procedimentos de cocção 3. Misturar a água, o sal e o óleo. Levar ao forno de micro-ondas na potência alta por 5 minutos. Colocar o macarrão, misturar e levar à cocção por 8 minutos, mexendo 2 vezes. Escorrer, calcular o índice de absorção e reservar. 4. Para o molho, fritar o bacon em um refratário forrado com papel absorvente e tampado por 1,5 minuto em potência alta. 5. Misturar a cebola ralada e o tomate picado sem pele e sem semente. Aquecer no micro-ondas por 2,5 minutos, mexendo 1 vez. Retirar do forno. Misturar as gemas e o queijo e unir ao molho. Juntar ao espaguete. 6. Aquecer no micro-ondas por mais 1 minuto. 7. Pesar a preparação. Calcular o rendimento, o fator de cocção e a porção ideal.

3.2. Arroz com Brócolis

Ingredientes	Quantidade	Técnica de Preparo
Arroz Óleo Alho Sal Brócolis	100 g 3 mL 1 g 1 g 30 g	1. Pesar e medir todos os ingredientes. 2. Em um recipiente para micro-ondas e vegetais, levar o brócolis à cocção em potência alta por 3 minutos com 100 mL de água no fundo do recipiente. Deixar descansar. 3. À parte, colocar o arroz, o sal, o óleo e o alho em um refratário fundo. Levar à cocção com 250 mL de água em potência alta por 12 minutos. Deixar descansar por 5 minutos. 4. Picar os brócolis cozidos em pequenos pedaços. Após a cocção do arroz, misturar totalmente. 5. Pesar a preparação. Verificar o tempo. 6. Calcular o rendimento, o fator de cocção e a porção ideal.
– Repetir a operação acrescentando sal ao brócolis antes de submetê-lo à cocção.		

Avaliação e Comentários

– Qual é a diferença encontrada no rendimento do arroz feito no micro-ondas quando comparado aos métodos convencionais? E o macarrão?
– Qual é o efeito do micro-ondas na cocção de *bacon*?
– Em relação ao *bacon*, o que aconteceria se o tempo de cocção fosse dobrado? Explique.
– Comparar a consistência do molho usado no espaguete com a consistência de molhos submetidos a métodos de cocção convencionais.

- Qual é o efeito do sal na cor do brócolis? Por quê?
- Qual é a diferença da cor do brócolis com o uso de micro-ondas quando comparado com os métodos de cocção convencionais?
- Fazer o Teste de Aceitabilidade.

4. Vegetais

4.1. Torta de Batata Recheada

Ingredientes	Quantidade	Técnica de Preparo
Batata cozida	250 g	1. Pesar e medir todos os ingredientes.
Água	250 mL	2. Levar a batata descascada à cocção com a água em potência alta por 10 minutos e deixar descansar por 3 minutos. Passar no espremedor e deixar esfriar.
Ovos	1 unidade	
Manteiga	10 g	
Farinha de trigo	15 g	3. Misturar todos os ingredientes da massa (menos o queijo), mexer bem e reservar.
Amido de milho	8 g	
Sal	1%	4. Em outro recipiente, misturar o palmito picadinho, o azeite, a cebola, os tomates picados sem pele e sem semente, a salsinha e os temperos. Levar à cocção em potência alta por 10 minutos, mexendo 2 vezes.
Queijo ralado	25 g	
Palmito	½ vidro pequeno	
Azeite	8 mL	
Cebola ralada	½ unidade pequena	5. Em um refratário, colocar a metade da massa e o recheio depois. Cobrir com o restante da massa. Salpicar o queijo ralado. Pesar a preparação antes da cocção. Levar à cocção em potência média por 10 minutos. Deixar descansar por 5 minutos.
Tomate	1 unidade	
Salsinha	2,5 g	
Sal	1%	
Pimenta	0,5%	
		6. Pesar a preparação. Calcular o rendimento, o fator de cocção e a porção ideal.

4.2. Batatas Chips

Ingredientes	Quantidade	Técnica de Preparo
Batata	3 unidades grandes	1. Pesar e medir todos os ingredientes.
Sal	1%	2. Descascar uma batata e cortar em fatias bem finas (chips). Secar as batatas em papel toalha.
		3. Coloca papel filme sobre o prato de forma que não encoste no fundo.
		4. Colocar as batatas sobre o papel filme e submeter à cocção em micro-ondas em potência alta por 5 minutos. Virar as batatas e cozinhar por mais 5 minutos (caso não esteja crocante e com coloração acastanhada, deixar por mais alguns minutos).
		5. Polvilhar o sal.
		6. Calcular o rendimento e o fator de cocção.

- Repetir a operação com a outra batata adicionando sal antes da cocção.
- Repetir a operação cortando a batata em forma de palitos (semelhante à batata frita).

Avaliação e Comentários

- Comparar o rendimento da batata após a cocção no micro-ondas com os métodos de cocção convencionais.
- Por que não há desenvolvimento de crocância na preparação apesar do uso de farinha de trigo?
- O desenvolvimento do sabor e da cor não é o mesmo quando se utiliza o método de cocção convencional (forno). Explique esta assertiva.
- Comparar as características das batatas chips com adição de sal antes e após a cocção.
- Fazer o Teste de Aceitabilidade.

5. Bolos

5.1. Bolo de Chocolate

Ingredientes	Quantidade	Técnica de Preparo
Ovos	2 unidades	1. Pesar e medir todos os ingredientes.
Farinha de trigo	170 g	2. Em batedeira, bater as gemas, o açúcar e a margarina até virar um creme. Acrescentar os ingredientes secos (farinha, achocolatado, açúcar, sal e bicarbonato) previamente misturados, alternando com o leite.
Achocolatado	60 g	
Açúcar	150 g	
Margarina	100 g	
Leite	270 mL	3. Bater as claras em neve e acrescentar.
Bicarbonato de sódio	2 g	4. Colocar em forma untada e enfarinhada e assar por 10 minutos em potência alta. Deixar descansar.
Sal	1 pitada	
		5. Pesar a preparação. Calcular o rendimento, o fator de cocção e a porção ideal.

5.2. Bolo Branco com Calda de Chocolate

Ingredientes	Quantidade	Técnica de Preparo
Massa:		1. Pesar e medir todos os ingredientes.
Ovos	3 unidades	2. Em batedeira, bater o açúcar e a margarina até virar um creme. Acrescentar as gemas e bater bem. Acrescentar os ingredientes secos (previamente misturados), alternando com o leite.
Farinha de trigo	330 g	
Açúcar	300 g	
Margarina	170 g	
Leite	180 mL	3. Bater e acrescentar as claras em neve.
Fermento químico	2 g	4. Colocar em forma untada e enfarinhada e assar por 10 minutos em potência alta. Deixar descansar. Pesar a preparação.
Sal	1 pitada	
Calda:		5. Levar os ingredientes da calda ao micro-ondas em potência alta por 2 minutos.
Chocolate em pó	45 g	
Açúcar	200 g	6. Cobrir o bolo.
Leite	180 mL	7. Calcular o rendimento, o fator de cocção e a porção ideal.
Margarina	20 g	
Baunilha	5 gotas	

Avaliação e Comentários

- A ausência de escurecimento foi observada apenas no bolo branco. Explique o motivo.
- Por que se utiliza bicarbonato de sódio no bolo de chocolate e não o fermento químico?
- Qual é a diferença química entre utilizar o bicarbonato de sódio como agente de crescimento e o fermento? Qual é o efeito provocado pelo uso de fermento químico em preparações no micro-ondas? O que aconteceria se no bolo branco o fermento fosse substituído por bicarbonato?
- Como a formação do glúten interfere no extravasamento da massa que contém fermento?
- Você indicaria o uso de micro-ondas para a cocção de bolos? Explique.
- Compare a diferença de sabor entre os bolos.
- Fazer o Teste de Aceitabilidade.

Capítulo 17

Alimentação Pré-Escolar e Escolar

Erika Barbosa Camargo
Raquel B. A. Botelho
Renata Puppin Zandonadi

Ao final da aula prática, o aluno deverá atingir os seguintes objetivos:
1. Introduzir alimentos ricos em vitaminas e minerais em preparações convencionais.
2. Elaborar estratégias para incentivar o consumo de hortaliças e frutas nesta população.
3. Enriquecer preparações com fibras, a fim de incentivar o consumo das mesmas.
4. Motivar a introdução de alimentos saudáveis com criatividade.

Observação:
1. As porcentagens dos condimentos citados na prática estão relacionadas à matéria-prima principal dos experimentos.
2. Para a realização do teste de aceitabilidade deverá ser utilizada a Tabela abaixo, com notas atribuídas por meio de escala hedônica de cinco pontos.

Alimento	Sabor	Cor	Odor	Textura	Aceitabilidade Geral

ALIMENTAÇÃO PRÉ-ESCOLAR E ESCOLAR

1. Suflê de Repolho

Ingredientes	Quantidade	Técnica de Preparo
Repolho Água Leite Amido de milho Ovos Fermento em pó Sal Queijo ralado Aveia em flocos finos	300 g 300 mL 250 mL 150 g 3 unidades 1 colher de sopa 1% 50 g 50 g	1. Pesar e medir todos os ingredientes. 2. Lavar, sanitizar o repolho e cortar em tiras. 3. Em uma panela, aquecer a água. Após iniciada a ebulição (calor úmido), adicionar o repolho com sal e cozinhar por 7 minutos em panela aberta. 4. Bater no liquidificador o repolho com o leite, o amido de milho, as gemas, o fermento, metade da aveia e metade do queijo ralado. 5. Em um outro recipiente, bater as claras em neve e misturar delicadamente à massa. 6. Misturar o restante do queijo e da aveia e polvilhar sobre a massa. Pesar a preparação. 7. Levar para assar a 150°C em forma untada com o restante do queijo polvilhado. 8. Pesar a preparação após a cocção. Verificar o tempo de preparo. 9. Calcular o rendimento, o fator de cocção e a porção ideal para este grupo (pré-escolar e escolar).

– Fazer o Teste de Aceitabilidade.

2. Gelatina

2.1. Gelatina Colorida

Ingredientes	Quantidade	Técnica de Preparo
Gelatina de morango Iogurte natural Maçã	150 mL 170 g 150 g	1. Pesar e medir todos os ingredientes. 2. Dissolver a gelatina conforme instruções da embalagem e separar 150 mL. Deixar esfriar. 3. Cortar a maçã, tirar os caroços e picar em pedaços pequenos. Colocar em 4 tigelas pequenas. 4. Misturar o iogurte à gelatina e colocar sobre as maçãs nas tigelas. Levar para refrigerar até endurecer. 5. Pesar a preparação. Verificar o tempo de preparo. Decorar as tigelas. 6. Calcular o rendimento e a porção ideal para este grupo (pré-escolar e escolar).

2.2. "Gelatina" de Agar

Ingredientes	Quantidade	Técnica de Preparo
Suco de uva Água Agar Uva sem caroço (ou outra fruta de preferência)	300 mL 200 mL 1 colher (sopa) cheia	1. Pesar e medir todos os ingredientes. 2. Higienizar a uva. Misturar a água e o suco de uva e submeter à cocção em fogo médio. Dissolver o Agar em água fria e levar ao fogo brando. Ferver por 3 minutos, desligar o fogo e adicionar o suco de uva. 3. Passar as forminhas de gelatina em água fria e colocar as uvas. 4. Adicionar a preparação de Agar até completar a forminha. Esperar esfriar. 5. Calcular o rendimento e a porção ideal.

Avaliação e Comentários

- Qual a vantagem da utilização de Agar?
- Fazer o Teste de Aceitabilidade.

3. Bolos

3.1. Bolo integral de cenoura

Ingredientes	Quantidade	Técnica de Preparo
Cenoura média Ovos Óleo Açúcar Farinha de trigo integral Fermento em pó	3 unidades 4 unidades 50 mL 150 g 300 g 8 g	1. Pesar e medir todos os ingredientes. 2. Higienizar a cenoura. Descascar as cenouras e ralar. 3. Bater no liquidificador os ovos inteiros, o óleo e as cenouras. 4. Ainda no liquidificador, acrescentar o açúcar aos poucos e bater bem. Colocar a massa em uma tigela e acrescentar a farinha e o fermento, revolvendo delicadamente. 5. Assar a 180°C em tabuleiro untado e enfarinhado por aproximadamente 40 minutos. 6. Pesar a preparação. Verificar o tempo de preparo. 7. Calcular o rendimento, o fator de cocção e a porção ideal para este grupo (pré-escolar e escolar).

- Fazer o Teste de Aceitabilidade.

3.2. Bolo de Chocolate com Biomassa de Banana Verde

Ingredientes	Quantidade	Técnica de Preparo
Farinha de trigo Açúcar refinado Achocolatado em pó Biomassa de banana verde Óleo Ovo Fermento químico	350 g 240 g 120 g 180 g 180 g 2 unidades 10 g	1. Pesar e medir todos os ingredientes. 2. Bater no liquidificador o leite, o óleo e os ovos por 5 minutos. 3. Acrescentar a biomassa* e bater por mais 3 minutos. Adicionar essa mistura ao recipiente com a farinha de trigo, o achocolatado e o açúcar. Coloque o fermento em pó e mexa. Transferir a massa para uma forma untada com manteiga e farinha de trigo e, em seguida, assar (180°C) em forno pré-aquecido por 30 minutos.

*Preparo da biomassa de banana verde: Lavar as bananas verdes (300 g) com água e cozinhar em panela de pressão (água para cobrir as bananas) por 10 minutos. Deixar a pressão perder-se naturalmente. Destampar a panela, descascar as bananas e centrifugar por 6 minutos. Colocar em recipiente metálico e mergulhar o fundo do recipiente em outro recipiente contendo água gelada e gelo (branqueamento).

– Qual a vantagem da utilização da biomassa de banana verde?
– Fazer o Teste de Aceitabilidade.

4. Arroz Cor de Rosa

Ingredientes	Quantidade	Técnica de Preparo
Arroz Óleo Alho Sal Beterraba	100 g 2 mL 1 g 1 g 100 g	1. Pesar e medir todos os ingredientes. 2. Lavar a beterraba e partir em 2 partes. 3. Dourar o alho no óleo e refogar o arroz. Levar à cocção, com 2,5 vezes o volume de água, a beterraba e o sal. 4. Após finalizada a cocção do arroz, retirar as partes de beterraba do arroz. 5. Pesar a preparação. Verificar o tempo de preparo. 6. Calcular o rendimento, o fator de cocção e a porção ideal para este grupo (pré-escolar e escolar).

– Fazer o Teste de Aceitabilidade.

5. Couve-Flor Gratinada

Ingredientes	Quantidade	Técnica de Preparo
Couve-flor Margarina Farinha de trigo Leite Sal	400 g 30 g 30 g 450 mL 1%	1. Pesar e medir todos os ingredientes. 2. Higienizar a couve-flor. Levar a couve-flor à cocção com metade do seu volume de água (adicionar após o início da ebulição) e sal (0,5g) até ficar tenra. 3. Em outra panela, derreter a margarina, juntar a farinha e, mexendo bem, acrescentar o leite morno e o restante do sal. Deixar dissolver bem e gelatinizar. Marcar a temperatura. Colocar a couve-flor cozida em uma forma e o molho por cima. Levar ao forno a 150°C para gratinar. 4. Pesar a preparação. Verificar o tempo de preparo. 5. Calcular o rendimento e a porção ideal para este grupo (pré-escolar e escolar).

– Fazer o Teste de Aceitabilidade.

6. Falsa Pizza

INGREDIENTES	QUANTIDADE	TÉCNICA DE PREPARO
Pão sírio integral Molho de tomate Queijo mussarela Cenoura	1 unidade 40 g 20 g 1 unidade	1. Pesar todos os ingredientes. 2. Higienizar a cenoura. Bater o molho de tomate em liquidificador com ¼ da cenoura. Reservar. 3. Em uma assadeira, colocar o pão. Colocar sobre o pão o molho e depois o queijo. Levar ao forno para gratinar (150°C). 4. Retirar do forno e decorar com o restante da cenoura cozida. Seja criativo. 5. Pesar a preparação. Verificar o tempo de preparo. 6. Calcular o rendimento e a porção ideal para este grupo (pré-escolar e escolar).

– Fazer o Teste de Aceitabilidade.

7. Fritada Colorida

Ingredientes	Quantidade	Técnica de Preparo
Presunto Batata Cenoura Tomate Ovo Óleo Água Sal	20 g ¼ unidade ¼ unidade 10 g 2 unidades 2 mL 8 mL 1%	1. Pesar e medir todos os ingredientes. 2. Higienizar a batata, a cenoura e o tomate, descascar a batata e a cenoura. Levar a batata à cocção após iniciada a ebulição da água na mesma proporção do peso da batata. 3. Depois de cozida, cortar em cubinhos. Retirar as sementes do tomate e picar em cubinhos pequenos Picar também a cenoura em cubinhos pequenos. Picar o presunto. À parte, bater o ovo e acrescentar a água e o sal. 4. Em uma frigideira, aquecer o óleo e juntar o tomate, a cenoura, a batata e o presunto. Colocar o ovo batido por cima, tentando encobrir todos os ingredientes. 5. Fritar o omelete em fogo médio até que os dois lados dourem. 6. Pesar a preparação. Verificar o tempo de preparo. 7. Calcular o rendimento e a porção ideal para este grupo (pré-escolar e escolar).

– Fazer o Teste de Aceitabilidade.

8. Hambúrguer de Carne

Ingredientes	Quantidade	Técnica de Preparo
Cebola Carne moída Cenoura Sal Aveia em flocos	½ unidade pequena 130 g 30 g 1% 20 g	1. Pesar todos os ingredientes. 2. Higienizar a cenoura. Colocar a carne moída em uma tigela, adicionar a aveia, o sal, a cebola e a cenoura ralada. Misturar no processador. 3. Com as mãos enfarinhadas, moldar 2 hambúrgueres com 7 cm de diâmetro. Pré-aquecer o forno. Forrar uma forma com papel alumínio e colocar os hambúrgueres. 4. Assar por 10 minutos a 150°C. 5. Pesar a preparação. 6. Calcular o rendimento, o fator de cocção e a porção ideal para este grupo (pré-escolar e escolar).

– Fazer o Teste de Aceitabilidade.

9. Ovo Colorido

Ingredientes	Quantidade	Técnica de Preparo
Ovo Beterraba	1 unidade 100 g	1. Cozinhar a beterraba em 200 mL de água. Em outra panela, cozinhar o ovo. 2. Rolar o ovo sobre uma superfície rígida para rachar a casca, sem removê-la. 3. Coloque o ovo rachado no recipiente com a água da cocção da beterraba e deixe por 60 minutos. 4. Retirar da água e remover a casca. 5. Calcular o rendimento e a porção ideal.
– Repetir a operação cozinhando um ovo na água de beterraba.		

Observação:

– O procedimento pode ser realizado com corantes para alimentos de diversas cores.

– Fazer o Teste de Aceitabilidade.

Avaliação e Comentários

– Qual é a importância da aparência das preparações na alimentação do pré-escolar e escolar?
– Na elaboração do arroz, qual é o objetivo, além da coloração, de se adicionar um vegetal à cocção?
– Na gelatina, qual é o objetivo de adicionar o iogurte e a fruta? Explique.
– No hambúrguer, qual é o objetivo de utilizar a cenoura e a aveia na preparação? Existe interferência no sabor?
– No bolo de cenoura, apesar do elevado valor calórico, existem vantagens para a utilização desta preparação no cardápio deste público? Explique.
– Por que é necessário fazer a cocção do repolho com a panela aberta?
– Por que os vegetais (couve-flor e repolho) foram escolhidos para a elaboração de guarnições?
– Qual é a vantagem de elaborar pizza usando pão sírio para este público-alvo? É necessário que o pão seja integral?
– As porções definidas podem ser as mesmas para pré-escolar e escolar? Explique.

Capítulo 18

Alimentação Vegetariana e Não-Convencional

Erika Barbosa Camargo
Raquel B. A. Botelho
Renata Puppin Zandonadi

Ao final da aula prática, o aluno deverá atingir os seguintes objetivos:
1. Demonstrar a aplicabilidade de produtos pouco utilizados na preparação de alimentos.
2. Difundir o uso de produtos à base de soja.
3. Verificar as possibilidades de introduzir soja e glúten em preparações usuais do cardápio onívoro.
4. Analisar e comparar o valor nutritivo das preparações vegetarianas com as convencionais.

Observação:
1. As porcentagens dos condimentos citados na prática estão relacionadas à matéria-prima principal dos experimentos.
2. Para a realização do teste de aceitabilidade deverá ser utilizada a Tabela abaixo, com notas atribuídas por meio de escala hedônica de cinco pontos.

Alimento	Sabor	Cor	Odor	Textura	Aceitabilidade Geral

ALIMENTAÇÃO VEGETARIANA E NÃO-CONVENCIONAL

1. Extrato Condensado de Soja

Ingredientes	Quantidade	Técnica de Preparo
Margarina Açúcar refinado "Leite" de soja em pó Água fervente	20 g 230 g 55 g 90 mL	1. Pesar e medir todos os ingredientes. 2. Bater no liquidificador o açúcar, a margarina, o leite em pó e a água fervente. 3. Liquidificar por 3 minutos. 4. Pesar a preparação. 5. Calcular o rendimento e reservar.

2. Pudim de Leite de Soja

Ingredientes	Quantidade	Técnica de Preparo
Extrato condensado de soja Leite de soja em pó Água Amido de milho Ovos Açúcar Baunilha	1 lata 60 g 400 mL 15 g 2 unidades 100 g 4 gotas	1. Pesar e medir todos os ingredientes. 2. Em uma panela, adicionar o açúcar e aquecer, até o açúcar caramelizar. Verter o caramelo em uma forma. Reservar. 3. Preparar o leite de soja. Adicionar o leite de soja em pó à água morna. 4. Bater o extrato condensado de soja, o leite de soja, o amido de milho e os ovos no liquidificador por 3 minutos. Adicionar a baunilha. 5. Verter sobre o caramelo reservado. 6. Assar em banho-maria a 200°C por 1 hora e 30 minutos. 7. Resfriar. Pesar o pudim pronto. Calcular o rendimento, o fator de cocção e a porção ideal.

Avaliação e Comentários

– O extrato condensado de soja possui a mesma consistência do leite condensado comercial? Por quê? Explique.
– Comparar a consistência obtida deste pudim com o pudim elaborado com leite de vaca convencional.
– Esta preparação está adequada para um intolerante à lactose? Explique.
– O uso do leite de soja interfere no sabor do pudim? Como?
– Fazer o Teste de Aceitabilidade.

3. Farinha de Soja

Ingredientes	Quantidade	Técnica de Preparo
Soja em grão Água	400 g 1.200 mL	1. Medir e pesar todos os ingredientes. 2. Adicionar a soja em água fervente e cozinhar por 5 minutos. 3. Escorrer bem os grãos, lavar e secar sobre papel toalha por 1 hora. 4. Torrar os grãos até ficar dourado, no forno baixo (150°C) por 1 hora, mexendo sempre. 5. Triturar os grãos torrados no liquidificador ou processador. Peneirar com peneira fina. 6. Pesar. Calcular o rendimento e reservar.

4. Biscoitos Casadinhos

Ingredientes	Quantidade	Técnica de Preparo
Farinha de trigo Farinha de soja Margarina Açúcar Geleia	330 g 175 g 250 g 150 g Para rechear	1. Medir e pesar todos os ingredientes. 2. Preparar um creme com a margarina e o açúcar. Misturar as farinhas ao creme até formar uma massa homogênea. 3. Abrir a massa com auxílio de um rolo. 4. Cortar a massa em rodelas, dispondo em assadeiras, sem untar, e levar ao forno a 180°C para assar por 7 minutos (coloração esperada: clara). 5. Esperar esfriar, pesar e calcular o rendimento. Verificar o tempo de preparo. 6. Passar geleia para unir 2 biscoitos. Pesar. 7. Calcular a porção ideal.

Avaliação e Comentários

– A farinha preparada com a soja apresenta sabor similar à farinha de trigo?
– A farinha de soja pode substituir totalmente a farinha de trigo na preparação de biscoitos? Por quê?
– Calcular o teor de lipídios dos biscoitos? A quantidade de margarina pode ser diminuída?
– Fazer o Teste de Aceitabilidade.

5. Proteína Texturizada de Soja (PTS)

Ingredientes	Quantidade	Técnica de Preparo
PTS Água Alho Cebola Sal Pimentão	60 g 400 mL 3 g 10 g 2 g 5 g	1. Medir e pesar todos os alimentos. 2. Higienizar o pimentão, o tomate e a batata, descascar e cortar o alho e a cebola antes de iniciar a cocção. Colocar a PTS de molho em água durante 20 minutos. 3. Após este período, escorrer a água e pesar a PTS novamente. 4. Refogar a PTS com todos os ingredientes e reservar. 5. Purê de batata: Pesar as batatas, descascar e pesar novamente. Calcular o fator de correção.

Ingredientes	Quantidade	Técnica de Preparo
Tomate	25 g	6. Colocar água em uma panela e aquecer. Quando a água estiver em ebulição, acrescentar as batatas cortadas em 4 pedaços e submeter à cocção.
Orégano	0,5 g	
Colorau	2 g	
Óleo	8 mL	7. Quando tenras, retirar da água e espremer. Colocar as batatas espremidas em uma panela. Adicionar o leite, a margarina e o sal e levar ao fogo brando por 2 minutos. Pesar o purê pronto.
Batata inglesa	4 unidades	
Leite de soja	100 mL	
Margarina	25 g	8. Forrar uma assadeira (tipo bolo inglês) untada, com metade do purê. Adicionar a PTS e cobrir com o restante do purê. Pesar.
Sal	1,5%	
Água	600 mL	9. Levar ao forno a 180°C para gratinar. Marcar o tempo.
		10. Pesar depois de pronto. Calcular o rendimento, o fator de cocção e a porção ideal.

Avaliação e Comentários

– Calcular o índice de absorção da proteína texturizada de soja. Baseando-se neste dado, você indicaria o uso de PTS em UAN?
– Comparar o sabor do bolo de batata preparado com PTS e com carne de vaca.
– Qual é o processamento feito para a obtenção de PTS? Explique detalhadamente.
– Qual é a porção ideal estimada quando usamos esta preparação como guarnição? A quantidade de carne ou PTS é modificada?
– Fazer o Teste de Aceitabilidade.

6. Hamburguer de Aveia

Ingredientes	Quantidade	Técnica de Preparo
Ovo	2 unidades	1. Pesar e medir todos os ingredientes.
Aveia em flocos finos	120 g	2. Misturar todos os ingredientes em um recipiente. Fazer os hambúrgueres.
Molho de soja (shoyu)	15 g	
Molho de tomate	15 g	3. Untar a frigideira com óleo e aquecer.
Sal	2 g	4. Grelhar os hambúrgueres por cerca 2 minutos de cada lado.
Orégano	0,5 g	
Óleo (para untar a frigideira)	5 mL	5. Calcular o rendimento, o fator de cocção e a porção ideal.

Avaliação e Comentários

– Um cliente vegetariano poderia consumir esta preparação? Por quê?
– Esta preparação poderia ser utilizada em que situações?
– Fazer o Teste de Aceitabilidade.

7. "Glúten"

Ingredientes	Quantidade	Técnica de Preparo
Farinha de trigo Água	1,8 kg	1. Pesar e medir todos os ingredientes. 2. Misturar a farinha e a água. Amassar bem até que forme uma bola compacta. 3. Amassar bem a massa sob filete de água para retirar o amido. Quando a água ficar transparente, finalizar o processo. 4. Formar uma bola e deixar descansar por 15 minutos. 5. Pesar a preparação. Marcar o tempo.

8. Bife Acebolado de Glúten

Ingredientes	Quantidade	Técnica de Preparo
Glúten em bifes Cebola em rodelas Alho amassado Molho de soja Sal Óleo	300 g 1 unidade 10 g 20 mL 0,5% 10 mL	1. Medir e pesar todos os ingredientes. 2. Temperar o glúten com o alho, o molho de soja e o sal. Submeter à cocção com água em panela de pressão por 15 minutos. Retirar os bifes da água. 3. Grelhar os bifes em frigideira untada com óleo. Acrescentar as cebolas. Pesar. 4. Verificar o tempo de preparo. 5. Calcular o rendimento, o fator de cocção e a porção ideal.

9. Estrogonofe de Glúten

Ingredientes	Quantidade	Técnica de Preparo
Glúten (quadrados) Cebola Alho Óleo Molho inglês Cogumelo picado Sal Catchup Creme de leite Água	400 g 2 unidades raladas 2 dentes 30 mL 5 mL 100 g 1% 25 g 150 g 50 mL	1. Medir e pesar todos os ingredientes. Cozinhar o glúten em água fervente por 8 minutos. 2. Refogar a cebola e o alho no óleo e juntar o glúten previamente cozido em água. 3. Temperar com sal, molho inglês e *catchup*. Deixar dourar por 5 minutos. 4. Acrescentar o cogumelo, a água e, ao final, o creme de leite sem soro. Deixar aquecer por 2 minutos (não deixar ferver). 5. Verificar o tempo de preparo. 6. Calcular o rendimento e a porção ideal.

Avaliação e Comentários
- Qual é a principal característica da estrutura do glúten?
- Qual é o tipo de farinha de trigo usada? O que aconteceria se fosse utilizado outro tipo de farinha?
- O glúten substitui integralmente a carne animal tanto na quantidade de macro e micronutrientes quanto na qualidade proteica?
- O sabor que o glúten confere às preparações se assemelha à carne animal?
- Fazer o Teste de Aceitabilidade.

10. "Quibe" de Quinoa com Cenoura

Ingredientes	Quantidade	Técnica de Preparo
Quinoa em grão Água Cebola ralada Cenoura ralada Queijo ralado Noz-moscada Ricota Sal Molho de tomate	150 g 400 mL 1 unidade média 1 unidade grande 25 g 1 pitada 250 g 3% 100 g	1. Medir e pesar todos os ingredientes. 2. Deixar a quinoa de molho em água quente por 45 minutos. Espremer até escorrer toda a água. Juntar a cebola, a cenoura, metade do queijo, o sal e a noz-moscada. Amassar bem. 3. Em um refratário, intercalar camadas de massa, molho de tomate e ricota amassada. Terminar com molho de tomate e queijo ralado. 4. Levar ao forno a 180°C por 30 minutos. 5. Verificar o tempo de preparo. Pesar. 6. Calcular o rendimento, o fator de cocção e a porção ideal.

Avaliação e Comentários

- Qu al é o principal constituinte nutricional desta preparação? Em que contexto este constituinte é utilizado em UAN?
- Um vegetariano restrito pode consumir esta preparação? Explique.
- Esta preparação poderia ser utilizada em que situações?
- Fazer o Teste de Aceitabilidade.

11. Torta de Banana

Ingredientes	Quantidade	Técnica de Preparo
Banana climatizada Farinha de trigo integral Açúcar mascavo Óleo de soja Canela Clara de ovo Açúcar mascavo (cobertura)	12 unidades 260 g 200 g 70 mL 6 g 2 unidades 30 g	1. Medir e pesar todos os ingredientes. 2. Misturar a farinha, o açúcar, a canela e o óleo até formar uma farofa. 3. Numa assadeira redonda de aro removível montar camadas intercaladas de farofa e banana cortada em sentido longitudinal. A última camada deverá ser de farofa. Pincelar a última camada com as claras batidas no estágio espumante misturada ao açúcar mascavo. Pesar. 4. Assar em forno a 180°C entre 20 e 25 minutos. 5. Pesar. Calcular o rendimento, o fator de cocção e a porção ideal.

Avaliação e Comentários

- Em que contexto utilizamos preparações ricas em bananas? Por quê?
- Fazer o Teste de Aceitabilidade.

Capítulo 19

Referências Bibliográficas

1. Almeida TCA, Hough G, Damásio MH, Silva MAAP. *Avanços em Análise Sensorial.* São Paulo: Varela, 1999.
2. Araújo MOD, Guerra TMM. *Alimentos "per capita".* 2. ed. Natal: Universitária, 1995.
3. Araújo WMC, Montebello NP, Botelho RBA, Borgo LA. *Alquimia dos Alimentos.* 1. Ed. São Paulo: SENAC, 2007.
4. Bastos L, Monerat MP. *Princípios de Alimentação para Coletividades.* 2. ed. Rio de Janeiro: Cultura Médica, 1986.
5. Coelho T. *Alimentos – Propriedades Físico-químicas.* Rio de Janeiro: Cultura Médica, 2001.
6. Coenders A. *Química Culinária.* Zaragoza: Acribia, 1996.
7. Crawford AMl. *Alimentos, Seleção e Preparo.* Rio de Janeiro: Record, 1966.
8. Dayam EI. *Restaurante: Técnicas de Serviço.* Caxias do Sul: EDUCS, 1987.
9. De Pilla N. *Roteiro de Aulas Práticas.* Brasília: Departamento de Nutrição da UnB, 1987 (não publicado).
10. Dutcosky SD. *Análise Sensorial de Alimentos.* Curitiba: Ed. Champagnat, 1996.
11. Educs, 1987.
12. Evangelista J. *Tecnologia de Alimentos.* São Paulo: Atheneu, 1987.
13. Freeland JH, Graves GCP. *Foundation of Food preparation.* 6. ed. Ohio: Merril, 1996.
14. Griswold RM. *Estudo Experimental dos Alimentos.* São Paulo: Edgard Blucher – EDUSP, 1972.
15. Ito M. *Roteiro de Aulas Práticas.* Brasília: Departamento de Nutrição da UnB, 1995 (não publicado).
16. Junqueira L. *Ervas e Especiarias na Cozinha.* Rio de Janeiro: Tecnoprint, 1980.
17. Karl M. *Roteiro de Aulas Práticas.* Brasília: Departamento de Nutrição da UnB, 1990 (não publicado).

18. Lopes MNF. *Técnica Dietética e Composição de Alimentos.* 2. ed. Universidade Federal de Viçosa: Imprensa Universitária Viçosa, 1991.
19. Magnée MH. *Manual do Self-Service.* São Paulo: Varela, 1996.
20. Moreira MA. *Medidas Caseiras no Preparo de Alimentos.* Goiânia: AB, 1995.
21. Ornelas LH. *Técnica Dietética.* São Paulo: Atheneu, 1985.
22. Portter N. *La Ciencia de los Alimentos.* México: Edutex, 1978.
23. Proença RPC. *Inovação Tecnológica na Produção de Alimentação Coletiva.* Florianópolis: Insular, 1997.
24. Schiling M. *Qualidade em Nutrição.* São Paulo: Varela, 1995.
25. Souza T. Coelho de. *Alimentos, Propriedades Físico-químicas.* Experimentos, Aplicabilidade em Dietética. 1. ed. Rio de Janeiro: Cultura Médica, 1991.
26. Teichmann IM. *Cardápios, Técnicas e Criatividade.* Caxias do Sul: EDUCS, 2000.
27. Teichmann IM. *Tecnologia Culinária.* Canela: EDUCS, 2000.
28. Teixeira AB, Luna NMM. *Técnica Dietética – Fator de Correção em Alimentos de Origem Animal e Vegetal.* Cuiabá: Studio Press, 1996.
29. Zabotto CB. *Registro Fotográfico para Inquéritos Dietéticos.* Goiânia: UNICAMP/UFG, 1996.

Capítulo 20

Anexos

ANEXO I

Sugestão de Roteiro para Elaboração de Relatórios das Aulas Práticas

I. Introdução e Objetivo: (1,0 ponto)

Resumo bibliográfico do conteúdo teórico abordado durante as aulas teóricas e práticas. Deve conter entre 1 e 2 páginas e não deverá ser CÓPIA de livros e sim um resumo.

II. Materiais e Métodos: (0,5 ponto)

Descrição dos materiais, métodos e técnicas empregadas durante a execução das preparações, destacando e descrevendo as possíveis alterações ocorridas na realização das práticas.

III. Resultados: (3,0 pontos)

Deverão ser apresentados, sempre que possível, em quadros demonstrativos, contendo nome e numeração, de acordo com o experimento a que se refere.

Os testes de aceitabilidade deverão ser apresentados em forma de tabelas para todos os experimentos executados pelo grupo.

As fichas de preparação deverão ser completadas durante a realização do experimento e anexadas aos resultados do relatório.

IV. Peso e medida caseira dos alimentos utilizados durante a prática: (1,5 ponto)

As medidas caseiras e a gramatura dos alimentos também devem ser apresentadas na forma de quadro demonstrativo. Os pesos (gramas e mililitros) devem ser transformados em medidas caseiras utilizando os utensílios do laboratório. Além dos ingredientes utilizados como base das receitas, deve-se estimar a porção ideal das preparações em gramatura e medida caseira.

V. Discussão: (2,5 pontos)

Todos os resultados devem ser discutidos, comparando, sempre que possível, com a literatura.

Deverá abordar os aspectos de rendimento, tempo e complexidade do pré-preparo e preparo das preparações, e os testes de aceitabilidade.

Possíveis erros de procedimentos também devem ser discutidos, enumerando as hipóteses para a ocorrência dos problemas.

As perguntas presentes na seção de avaliação e comentários devem ser respondidas e comentadas, citando a referência bibliográfica. Todas as perguntas de cada aula prática devem ser respondidas por todos os grupos, independente da execução de práticas específicas.

VI. Conclusão: (1,0 ponto)

A conclusão deverá ser baseada nos resultados dos experimentos realizados, contextualizando sua aplicação na prática profissional.

VII. Referência Bibliográfica: (0,5 ponto)

A referência bibliográfica deverá obedecer às normas oficiais da ABNT.

ANEXO 2

Ficha de Preparação

Nome da Preparação:

Ingredientes	Peso Bruto	Peso líquido	FC	Per capita	Custo Individual	Modo de Preparo

VET total = _____ Kcal
VET individual = _____ Kcal
PTN _____ g _____ Kcal _____ %
LIP _____ g _____ Kcal _____ %
CHO _____ g _____ Kcal _____ %

ANEXO 3

Ficha de Análise da Preparação

Alimentos	Qtd (g)	CHO (g)	PTN (g)	LIP (g)	Fibra dieta (g)	Sais Minerais (mg)						Vitaminas			
						Ca	Fe	P	Na	K	A (mg)	B1 (mg)	B2 (mg)	C (mg)
Total														

ANEXO 4

Listas de Compras e Procedimentos para Preparo das Aulas Práticas

CAPÍTULO 1 – PESOS E MEDIDAS CASEIRAS

Lista de compras:

INGREDIENTES	QUANTIDADE
Abóbora japonesa	350g
Açúcar refinado	1kg
Açúcar cristal	1kg
Alface	1 maço
Amido de milho	500g
Arroz branco	350g
Batata	1 unidade grande
Banana	1 unidade grande
Bife de coxão mole	400g
Cenoura	1 unidade
Cebola	1 unidade
Chocolate em pó	500g
Couve	1 maço
Farinha de mandioca	1kg
Farinha de milho	1kg
Farinha de rosca	500g
Farinha de trigo	1kg
Feijão	200g
Fermento em pó	100g
Laranja	3 unidades
Limão	2 unidades
Leite integral esterilizado	1 L
Lingüiça	20g
Maçã	1 unidade
Margarina	500g
Óleo de soja	3 L
Ovos	1 dúzia
Pepino	1 unidade
Polvilho doce	500g
Purê de alho	200g
Sal	500g
Salsa	maço

Procedimentos para preparo da aula prática

- Separar os ingredientes.
- Colocar 60g de feijão de remolho em água (4 vezes o seu volume) no dia anterior em geladeira.
- Colocar 30g de feijão de remolho em água (4 vezes o seu volume) no dia anterior em geladeira.

Materiais necessários

EQUIPAMENTOS	
1. Balança digital	3. Liquidificador
2. Fogão	

UTENSÍLIOS	
1. Colher de café	11. Peneira fina
2. Colher de chá	12. Pratos de sobremesa
3. Colher de sobremesa	13. Pratos de servir
4. Colher de sopa	14. Pratos de sopa
5. Copo duplo (de requeijão)	15. Proveta (pequena, média e grande)
6. Facas para corte	16. Recipientes plásticos
7. Frigideira	17. Tábuas de polipropileno ou de vidro
8. Panela de pressão pequena	18. Xícara de café
9. Panelas pequenas	19. Xícara de chá
10. Papel toalha	

Capítulo 2 – Leite

Lista de compras:

INGREDIENTES	QUANTIDADE
Açúcar refinado	500g
Amêndoa	100g
Aveia	200g
Arroz branco	200g
Chocolate em pó	100g
Creme de leite fresco	400g
Creme de leite para chantilly UHT	1 lata

INGREDIENTES	QUANTIDADE
Essência de baunilha	1 unidade
Farinha de trigo	500g
Fruta desidratada	20g
Leite condensado	1 lata
Leite em pó desnatado	1 lata
Leite em pó integral instantâneo	1 lata
Leite em pó integral não instantâneo	1 lata
Leite esterelizado desnatado	2 L
Leite esterilizado integral	4 L
Leite evaporado	1 lata
Leite pasteurizado	2 L
Limão	4 unidades
Macarrão	200g
Margarina	250g
Ovos	1 dúzia
Pó para chantilly industrial	1 pacote
Sal	100g

Procedimentos para preparo da aula prática

- Separar os ingredientes.
- Colocar duas vasilhas de batedeiras no congelador no dia anterior à aula.
- Colocar dois recipientes com 100g de aveia e com 300mL de água em cada um deles em geladeira no dia anterior à aula.
- Colocar dois recipientes com 100g de arroz branco e com 300mL de água em cada um deles em geladeira no dia anterior à aula.
- Colocar dois recipientes com 50g de amêndoas e com 250mL de água em cada um deles em geladeira no dia anterior à aula.

Materiais necessários

EQUIPAMENTOS	
1. Balança digital	4. Forno convencional
2. Batedeira	5. Liquidificador
3. Fogão	

UTENSÍLIOS	
1. Abridor de lata	4. Colher de sobremesa
2. Colher de café	5. Colher de sopa
3. Colher de chá	6. Copo duplo (de requeijão)

7. Facas para corte	15. Pratos de servir
8. Sete formas para pudim com 15cm de diâmetro	16. Pratos de sopa
9. Frigideira	17. Proveta (pequena, média e grande)
10. Panelas pequenas	18. Recipientes plásticos
11. Pano de prato branco limpo	19. Xícara de café
12. Papel toalha	20. Xícara de chá
13. Peneira fina	21. Tábuas de polipropileno ou vidro
14. Pratos de sobremesa	22. Termômetro de vidro

Capítulo 3 – Ovos

Lista de compras

INGREDIENTES	QUANTIDADE
Açúcar	1 kg
Creme de leite fresco	1 frasco pequeno (100mL)
Essência de baunilha	½ frasco
Leite esterilizado integral	3 L
Manteiga	50g
Margarina	200g
Óleo	½ frasco pequeno
Ovos	3 dúzias
Sal	100g
Salsa	10g
Torrada	1 unidade

Procedimentos para preparo da aula prática

- Separar os ingredientes.
- Retirar os ovos da geladeira no dia anterior à aula.
- Armazenar um ovo na geladeira por cinco dias e outro ovo pelo mesmo período, mas fora da geladeira.

Materiais necessários

EQUIPAMENTOS	
1. Balança digital	4. Forno convencional
2. Batedeira	5. Forno de micro-ondas
3. Fogão	6. Liquidificador
UTENSÍLIOS	
1. Abridor de lata	14. Pano de prato branco limpo
2. Batedor de ovos	15. Papel toalha
3. Colher de café	16. Peneira fina
4. Colher de chá	17. Pratos de sobremesa
5. Colher de sobremesa	18. Pratos de servir
6. Colher de sopa	19. Pratos de sopa
7. Copo duplo (de requeijão)	20. Proveta (pequena, média e grande)
8. Facas para corte	21. Recipientes plásticos
9. Sete formas para pudim com 15cm de diâmetro	22. Xícara de café
10. Forminhas metálicas altas de 6cm de diâmetro	23. Xícara de chá
11. Frigideira	24. Tábuas de polipropileno ou vidro
12. Panelas pequenas	25. Tabuleiro médio
13. Panelas médias	26. Termômetro de vidro

Capítulo 4 – Carnes

Lista de compras

INGREDIENTES	QUANTIDADE
Abacaxi	1 unidade pequena
Amaciante para carne	1 frasco pequeno
Bife de coxão mole	– 22 unidades finas (aproximadamente 150g) – 4 unidades espessas (aproximadamente 3 cm de espessura e 250g)
Carne moída	500g

INGREDIENTES	QUANTIDADE
Cebola	1 unidade
Farinha de trigo	300g
Farinha de rosca	300g
Margarina	250g
Óleo	3 L
Ovo	1 dúzia
Pão francês	1 unidade
Purê de alho	200g
Sal	100g
Tomate	1 unidade

Procedimentos para preparo da aula prática
- Separar os ingredientes.
- Separar os termômetros para aferição de temperatura no interior das carnes.

Materiais necessários

EQUIPAMENTOS	
1. Balança digital	3. Forno convencional
2. Fogão	4. Liquidificador
UTENSÍLIOS	
1. Abridor de lata	14. Papel toalha
2. Batedor de ovos	15. Peneira fina
3. Colher de café	16. Pratos de sobremesa
4. Colher de chá	17. Pratos de servir
5. Colher de sobremesa	18. Pratos de sopa
6. Colher de sopa	19. Proveta (pequena, média e grande)
7. Copo duplo (de requeijão)	20. Recipientes plásticos
8. Facas para corte	21. Xícara de café
9. Forma para bolo inglês	22. Xícara de chá
10. Frigideiras	23. Tábuas de polipropileno ou vidro
11. Garfos	24. Tabuleiro médio
12. Panelas pequenas	25. Termômetro digital para carnes
13. Panelas médias	

Capítulo 5 – Aves e pescados

Lista de compras

INGREDIENTES	QUANTIDADE
Cebola	1 unidade
Cheiro verde	1 maço
Cubos de peixe	8 unidades
Farinha de rosca	300g
Farinha de trigo	300g
Filé de peixe	4 unidades
Frango inteiro	2 unidades
Limão	8 unidades
Óleo	3 L
Ovo	1 dúzia
Posta de peixe	4 unidades
Purê de alho	200g
Sal	100g
Tomate	1 unidade
Vinagre	1 frasco

Procedimentos para preparo da aula prática
– Separar os ingredientes.

Materiais necessários:

EQUIPAMENTOS	
1. Balança digital	4. Forno de micro-ondas
2. Fogão	5. Liquidificador
3. Forno convencional	
UTENSÍLIOS	
1. Abridor de lata	6. Colher de sopa
2. Batedor de ovos	7. Copo duplo (de requeijão)
3. Colher de café	8. Facas para corte
4. Colher de chá	9. Frigideiras
5. Colher de sobremesa	10. Garfos

11. Panelas pequenas	18. Proveta (pequena, média e grande)
12. Panelas médias	19. Recipientes plásticos
13. Papel toalha	20. Xícara de café
14. Peneira fina	21. Xícara de chá
15. Pratos de sobremesa	22. Tábuas de polipropileno ou vidro
16. Pratos de servir	23. Tabuleiros médio
17. Pratos de sopa	24. Termômetro digital para carnes

Capítulo 6 – Cereais

Lista de compras

INGREDIENTES	QUANTIDADE
Açúcar	200g
Amido de milho	100g
Arroz cateto	500g
Arroz integral	500g
Arroz parbolizado	500g
Arroz polido	500g
Canjica (mungunzá)	500g
Coco ralado	75g
Farinha de arroz	100g
Farinha de aveia	100g
Farinha de fubá	100g
Farinha de milho em flocos	100g
Farinha trigo	100g
Leite	5 L
Manteiga	50g
Milharina	250g
Milho para pipoca	500g
Óleo	1 L
Pipoca para micro-ondas	1 pacote
Polvilho doce	200g
Sal	100g
Trigo para quibe	500g

Procedimentos para preparo da aula prática
- Separar os ingredientes.

Materiais necessários

EQUIPAMENTOS	
1. Balança digital	4. Forno de micro-ondas
2. Fogão	5. Liquidificador
3. Forno convencional	
UTENSÍLIOS	
1. Abridor de lata	14. Papel toalha
2. Batedor de ovos	15. Peneira média
3. Colher de café	16. Pratos de sobremesa
4. Colher de chá	17. Pratos de servir
5. Colher de sobremesa	18. Pratos de sopa
6. Colher de sopa	19. Proveta (pequena, média e grande)
7. Copo duplo (de requeijão)	20. Recipientes plásticos
8. Cuscuzeira	21. Xícara de café
9. Facas para corte	22. Xícara de chá
10. Frigideiras	23. Tábuas de polipropileno ou vidro
11. Garfos	24. Tabuleiros médio
12. Panelas pequenas	25. Termômetros de vidro
13. Panelas médias	

Capítulo 7 – Leguminosas

Lista de compras

INGREDIENTES	QUANTIDADE
Açúcar	500g
Alho	10g
Azeite de dendê	1 frasco de 500mL
Azeite de oliva	1 lata pequena
Bacon	20g

INGREDIENTES	QUANTIDADE
Baunilha	1 frasco
Cebola	5 unidades
Cheiro verde	1 maço
Farinha de milho	100g
Farinha de rosca	200g
Feijão colorido	500g
Feijão fradinho	500g
Feijão preto	500g
Grão de bico	500g
Lentilha	500g
Lingüiça calabresa	15g
Óleo	10mL
Ovo	3 unidades
Sal	100g
Soja em grão	500g
Tomate	2 unidades

Procedimentos para preparo da aula prática

– Separar os ingredientes.
– Colocar na geladeira no dia anterior à aula em 500mL de água separadamente as seguintes quantidades de leguminosas:
  • 100g de feijão preto
  • 100g de feijão carioca
  • 100g de grão de bico
  • 100g de lentilha
  • 100g de soja em grão
  • 50g de feijão fradinho
  • 100g de feijão fradinho

Materiais necessários

EQUIPAMENTOS	
1. Balança digital	4. Forno de micro-ondas
2. Fogão	5. Liquidificador
3. Forno convencional	

UTENSÍLIOS	
1. Abridor de lata	14. Pano de prato branco e limpo
2. Batedor de ovos	15. Papel toalha
3. Colher de café	16. Peneira média
4. Colher de chá	17. Pratos de sobremesa
5. Colher de sobremesa	18. Pratos de servir
6. Colher de sopa	19. Pratos de sopa
7. Copo duplo (de requeijão)	20. Proveta (pequena, média e grande)
8. Facas para corte	21. Recipientes plásticos
9. Frigideiras	22. Xícara de café
10. Garfos	23. Xícara de chá
11. Panelas de pressão pequenas	24. Tábuas de polipropileno ou vidro
12. Panelas pequenas	25. Tabuleiro médio
13. Panelas médias	26. Termômetros de vidro

Capítulo 8 – Agentes de crescimento

Lista de compras

INGREDIENTES	QUANTIDADE
Açúcar refinado	2 kg
Calabresa moída	1 pacote
Cheiro verde desidratado	1 pacote
Chocolate em pó	200g
Coco ralado	100g
Farinha de trigo	3 kg
Fermento biológico	30g
Fermento químico	1 frasco
Fubá	250g
Iogurte natural	200g
Leite condensado	1 lata
Leite integral	3 L
Margarina	1 kg

INGREDIENTES	QUANTIDADE
Orégano	1 pacote
Ovo	2 dúzias
Polvilho doce	500g
Purê de alho	100g
Queijo meia cura ralado	500g
Sal	100g

Procedimentos para preparo da aula prática
- Separar os ingredientes

Materiais necessários

EQUIPAMENTOS	
1. Balança digital	4. Forno convencional
2. Batedeira	5. Liquidificador
3. Fogão	

UTENSÍLIOS	
1. Abridor de lata	16. Papel toalha
2. Batedor de ovos	17. Peneira média
3. Colher de café	18. Pincel de silicone
4. Colher de chá	19. Pratos de sobremesa
5. Colher de sobremesa	20. Pratos de servir
6. Colher de sopa	21. Pratos de sopa
7. Copo duplo (de requeijão)	22. Proveta (pequena, média e grande)
8. Facas para corte	23. Recipientes plásticos
9. Onze formas para pudim de 15cm de diâmetro	24. Saco para confeitar
10. Forma para pudim de tamanho médio	25. Tábuas de polipropileno ou vidro
11. Frigideiras	26. Tabuleiro médio
12. Garfos	27. Termômetros de vidro
13. Panelas pequenas	28. Xícara de café
14. Panelas médias	29. Xícara de chá
15. Pano de prato branco e limpo	

Capítulo 9 – Hortaliças e Frutas

Lista de compras

INGREDIENTES	QUANTIDADE
Abacaxi	1 unidade pequena
Açúcar	500g
Banana	3 unidades
Batata inglesa	5 unidades grandes
Beterraba	700g
Bicarbonato de sódio	1 pacote
Brócolis	700g
Canela	1g
Cenoura	700g
Laranja	14 unidades
Leite integral	2 L
Limão	10 unidades
Maçã	1 unidade
Mamão formosa	1 unidade
Óleo	1 L
Repolho branco	700g
Repolho roxo	700g
Sal	100g
Suco de laranja em pó	1 pacotinho

Procedimentos para preparo da aula prática
– Separar os ingredientes

Materiais necessários

EQUIPAMENTOS	
1. Balança digital	4. Fogão
2. Centrífuga para suco	5. Forno convencional
3. Espremedor de frutas	6. Liquidificador

Capítulo 20

UTENSÍLIOS	
1. Batedor de ovos	14. Panelas médias
2. Colher de café	15. Papel toalha
3. Colher de chá	16. Peneira média
4. Colher de sobremesa	17. Pratos de sobremesa
5. Colher de sopa	18. Pratos de servir
6. Copo duplo (de requeijão)	19. Pratos de sopa
7. Cuscuzeira	20. Proveta (pequena, média e grande)
8. Facas para corte	21. Recipientes plásticos
9. Frigideiras	22. Tábuas de polipropileno ou vidro
10. Garfos	23. Tabuleiro médio
11. Jarra de suco	24. Termômetros de vidro
12. Panelas de pressão pequenas	25. Xícara de café
13. Panelas pequenas	26. Xícara de chá

Capítulo 10 – Óleos e gorduras

Lista de compras

INGREDIENTES	QUANTIDADE
Azeite	1 lata média
Batata	1 kg
Cebola	2 unidades
Cheiro verde	1 maço
Gordura vegetal hidrogenada	500g
Manteiga	200g
Margarina	200g
Mostarda	1 frasco pequeno
Óleo de Canola	1 lata
Óleo de coco	500mL
Óleo de milho	1 lata
Óleo de soja	3 L
Ovo	1 dúzia

INGREDIENTES	QUANTIDADE
Pimenta do reino	1 pacote
Sal	100g
Tomate	4 unidades
Vinagre	1 frasco

Procedimentos para preparo da aula prática

– Separar os ingredientes

Materiais necessários

EQUIPAMENTOS	
1. Balança digital	3. Forno convencional
2. Fogão	4. Liquidificador
UTENSÍLIOS	
1. Batedor de ovos	12. Papel toalha
2. Colher de café	13. Pratos de sobremesa
3. Colher de chá	14. Pratos de servir
4. Colher de sobremesa	15. Pratos de sopa
5. Colher de sopa	16. Proveta (pequena, média e grande)
6. Copo duplo (de requeijão)	17. Recipientes plásticos
7. Facas para corte	18. Tábuas de polipropileno ou vidro
8. Frigideiras	19. Termômetros de vidro
9. Garfos	20. Xícara de café
10. Panelas pequenas	21. Xícara de chá
11. Panelas médias	

Capítulo 11 – Açúcares e adoçantes

Lista de compras

INGREDIENTES	QUANTIDADE
Açúcar de confeiteiro	500g
Açúcar magro	15g
Açúcar mascavo	100g

INGREDIENTES	QUANTIDADE
Açúcar refinado	4 kg
Amendoim cru	500g
Aromatizante de morango	1 frasco
Aspartame	30g
Baunilha	1 frasco
Bicarbonato de sódio	1 pacote
Canela em pau	1 pacote
Chocolate em pó	200g
Ciclamato e sacarina de sódio	30g
Corante para alimento (vermelho)	1 frasco
Farinha de trigo	1 kg
Fermento químico	50g
Fruta desidratada	15g
Frutose	80g
Leite integral	1,5 L
Limão	6 unidades
Maçã verde ácida	2 unidades grandes
Maltodextrina	15g
Manteiga	250g
Margarina (65% lipídios)	250g
Mel	1 frasco
Ovo	2 dúzias
Stevia	15g
Sucralose	30g
Tal e qual®	15g
Xarope de milho	1 vidro grande

Procedimentos para preparo da aula prática
– Separar os ingredientes

Materiais necessários

EQUIPAMENTOS	
1. Balança digital	4. Forno convencional
2. Batedeira	5. Liquidificador
3. Fogão	

UTENSÍLIOS	
1. Batedor de ovos	14. Papel toalha
2. Colher de café	15. Peneira
3. Colher de chá	16. Pratos de sobremesa
4. Colher de sobremesa	17. Pratos de servir
5. Colher de sopa	18. Pratos de sopa
6. Copo duplo (de requeijão)	19. Proveta (pequena, média e grande)
7. Facas para corte	20. Recipientes plásticos
8. Sete formas para pudim de 15cm de diâmetro	21. Tábuas de polipropileno ou vidro
9. Frigideiras	22. Tabuleiro médio
10. Garfos	23. Termômetros de vidro
11. Palitos	24. Xícara de café
12. Panelas pequenas	25. Xícara de chá
13. Panelas médias	

Capítulo 12 – Bebidas e Infusões

Lista de compras

INGREDIENTES	QUANTIDADE
Achocolatado em pó	10g
Açúcar refinado	1 kg
Baunilha	1 frasco
Beterraba	100g
Café em pó	200g
Café em pó solúvel	100g
Canela em pau	1 pacote

INGREDIENTES	QUANTIDADE
Canela em pó	1 pacote
Cenoura	100g
Chá de hortelã seco	1 caixa
Chá mate	1 caixa
Chá mate verde	1 caixa
Chá oolong	1 caixa
Chá preto	1 caixa
Chá verde	1 caixa
Chocolate	100g
Couve	1 maço
Cravo	1 pacote
Hortelã fresca	1 maço
Laranja	10 unidades
Leite integral	2 L
Leite em pó instantâneo	40g
Limão	5 unidades
Maracujá	2 unidades
Mel	1 frasco
Polpa de maracujá	100g
Suco concentrado de maracujá	1 frasco

Procedimentos para preparo da aula prática

– Separar os ingredientes.

Materiais necessários

EQUIPAMENTOS	
1. Balança digital	3. Liquidificador
2. Fogão	
UTENSÍLIOS	
1. Colher de café	4. Colher de sopa
2. Colher de chá	5. Copo duplo (de requeijão)
3. Colher de sobremesa	6. Facas para corte

7. Filtro de papel	14. Pratos de sopa
8. Garfos	15. Proveta (pequena, média e grande)
9. Panelas pequenas	16. Recipientes plásticos
10. Panelas médias	17. Tábuas de polipropileno ou vidro
11. Papel toalha	18. Xícara de café
12. Pratos de sobremesa	19. Xícara de chá
13. Pratos de servir	

Capítulo 13 – Condimentos

Lista de compras

INGREDIENTES	QUANTIDADE
Açafrão	1 pacote
Alecrim fresco	1 maço
Alecrim seco	1 pacote
Alho em lasca seco	1 pacote
Alho inteiro	1 cabeça
Arroz branco polido	3 kg
Bife de coxão mole	5 unidades
Caldo de carne	1 tablete
Cebolinha fresca	1 maço
Cebolinha seca	1 pacote
Cominho	1 pacote
Curry	1 pacote
Gengibre	1 pacote
Glutamato monossódico	1 frasco
Hortelã fresca	1 pacote
Hortelã seca	1 pacote
Manjericão fresco	1 pacote
Manjericão seco	1 pacote
Noz moscada	1 pacote
Orégano fresco	1 maço

Capítulo 20

INGREDIENTES	QUANTIDADE
Orégano seco	1 pacote
Páprica doce	1 pacote
Páprica picante	1 pacote
Pimenta dedo moça	1 pacote
Pimenta de cheiro	1 pacote
Pimenta do reino	1 pacote
Pimenta malagueta	1 frasco
Sal	300g
Sal light	200g
Salsa fresca	1 maço
Salsa seca	1 pacote
Tomilho fresco	1 maço
Tomilho seco	1 pacote

Procedimentos para preparo da aula prática
- Separar os ingredientes

Materiais necessários

EQUIPAMENTOS	
1. Balança digital	3. Forno convencional
2. Fogão	4. Liquidificador

UTENSÍLIOS	
1. Colher de café	11. Papel toalha
2. Colher de chá	12. Pratos de sobremesa
3. Colher de sobremesa	13. Pratos de servir
4. Colher de sopa	14. Pratos de sopa
5. Copo duplo (de requeijão)	15. Proveta (pequena, média e grande)
6. Facas para corte	16. Recipientes plásticos
7. Frigideiras	17. Tábuas de polipropileno ou vidro
8. Garfos	18. Tabuleiro médio
9. Panelas pequenas	19. Xícara de café
10. Panelas médias	20. Xícara de chá

Capítulo 14 – Molhos e sopas

Lista de compras

INGREDIENTES	QUANTIDADE
Abóbora japonesa limpa	500g
Acém	500g
Açúcar	10g
Alecrim fresco	1 maço
Alho	60g
Alho poró	150g
Aparas de carne	250g
Batata	1 unidade pequena
Caldo de carne	2 tabletes
Caldo de galinha	1 tablete
Cebola	1,7 kg
Cebolinha	1 maço
Cenoura	5 unidades
Creme de leite	2 latas
Ervilha congelada	100g
Estragão	1 maço
Farinha de trigo	500g
Leite integral	2 litros
Limão	10 unidade
Louro	4 folhas
Manjericão fresco	1 maço
Manteiga	500g
Manteiga sem sal	400g
Molho inglês	1 vidro
Nabo	80g
Noz moscada	1 pacote
Óleo de soja	1 lata
Pimenta do reino	1 pacote
Pimenta vermelha	1 pacote
Ovo	1 dúzia

INGREDIENTES	QUANTIDADE
Sal	200g
Salsa	1 maço
Salsão	25g
Tomate	700g
Tomilho fresco	1 maço
Toucinho defumado	300g
Vinagre branco	1 L
Vinho tinto	600 mL

Procedimentos para preparo da aula prática
− Separar os ingredientes

Materiais necessários

EQUIPAMENTOS	
1. Balança digital	3. Liquidificador
2. Fogão	
UTENSÍLIOS	
1. Batedor de ovos	13. Papel toalha
2. Colher de café	14. Pratos de sobremesa
3. Colher de chá	15. Pratos de servir
4. Colher de sobremesa	16. Pratos de sopa
5. Colher de sopa	17. Proveta (pequena, média e grande)
6. Copo duplo (de requeijão)	18. Recipientes plásticos
7. Facas para corte	19. Tábuas de polipropileno ou vidro
8. Filtro de papel	20. Tabuleiro médio
9. Garfos	21. Termômetros de vidro
10. Panelas pequenas	22. Xícara de café
11. Panelas médias	23. Xícara de chá
12. Panelas grandes	

Capítulo 15 – Variação de Consistência

Lista de compras

INGREDIENTES	QUANTIDADE
Alface	1 maço
Arroz branco polido	250g
Batata	1 unidade
Bife de coxão mole limpo	250g
Cebola	3 unidade
Cenoura	2 unidades grandes
Cheiro verde	1 maço
Coxão mole em cubos	100g
Coxão mole moído	300g
Feijão	350g
Laranja	10 unidades
Maçã	4 unidades
Mandioca limpa	300g
Margarina	100g
Óleo de soja	1 L
Pó para gelatina	1 caixa
Purê de alho	200g
Refresco de laranja	1 pacote
Sal	100g
Tomate	2 unidades

Procedimentos para preparo da aula prática
- Separar os ingredientes
- Colocar na geladeira no dia anterior à aula em 250mL de água separadamente as seguintes quantidades de leguminosas:
    • 60g de feijão carioca
    • 60g de feijão carioca
    • 40g de feijão carioca
    • 40g de feijão carioca
    • 40g de feijão carioca

Materiais necessários

EQUIPAMENTOS	
1. Balança digital	3. Liquidificador
2. Fogão	

UTENSÍLIOS	
1. Colher de café	11. Peneira
2. Colher de chá	12. Pratos de sobremesa
3. Colher de sobremesa	13. Pratos de servir
4. Colher de sopa	14. Pratos de sopa
5. Copo duplo (de requeijão)	15. Proveta (pequena, média e grande)
6. Facas para corte	16. Recipientes plásticos
7. Garfos	17. Tábuas de polipropileno ou vidro
8. Panelas pequenas	18. Termômetros de vidro
9. Panelas médias	19. Xícara de café
10. Papel toalha	20. Xícara de chá

Capítulo 16 – Micro-ondas

Lista de compras

INGREDIENTES	QUANTIDADE
Açúcar	700g
Alcaparra	1 frasco
Alho	3 dentes
Amido de milho	20g
Azeite de oliva	1 lata pequena
Bacon	50g
Batata inglesa	1 kg
Baunilha	1 frasco
Bife de contra-filé	5 unidades de 100g
Bicarbonato de sódio	1 pacote
Brócolis	1 maço
Cebola	3 unidades

INGREDIENTES	QUANTIDADE
Champignon	1 vidro
Chocolate em pó	200g
Coentro	1 maço
Espaguete	500g
Farinha de trigo	500g
Fermento químico	1 frasco
Filé de robalo em cubos	400g
Leite integral	1 L
Manteiga	100g
Margarina	400g
Mel	1 frasco
Mostarda	1 frasco
Ovo	1 dúzia
Palmito	1 vidro pequeno
Pimenta do reino	1 frasco
Purê de tomate	100g
Queijo ralado	150g
Sal	100g
Salsa	1 maço
Shoyu	1 frasco
Tomate	5 unidades

Procedimentos para preparo da aula prática
— Separar os ingredientes

Materiais necessários:

EQUIPAMENTOS	
1. Balança digital	3. Liquidificador
2. Fornos de micro-ondas	
UTENSÍLIOS	
1. Colher de café	3. Colher de sobremesa
2. Colher de chá	4. Colher de sopa

5. Copo duplo (de requeijão)	13. Pratos de servir
6. Escorredor de arroz	14. Pratos de sopa
7. Facas para corte	15. Proveta (pequena, média e grande)
8. Formas de silicone para bolo	16. Recipientes plásticos
9. Garfos	17. Recipientes de vidro para micro-ondas
10. Papel filme	18.,Tábuas de polipropileno ou vidro
11. Papel toalha	19. Xícara de café
12. Pratos de sobremesa	20. Xícara de chá

Capítulo 17 – Alimentação Pré-escolar e escolar

Lista de compras

INGREDIENTES	QUANTIDADE
Achocolatado em pó	120g
Açúcar refinado	750g
Agar	100g
Amido de milho	200g
Arroz branco polido	150g
Aveia em flocos finos	100g
Banana verde	300g
Batata	1 unidade
Beterraba	2 unidades
Carne moída	300g
Cebola	3 unidades
Cenoura	5 unidades grandes
Cheiro verde	1 maço
Couve-flor	450g
Farinha de trigo	1,5 kg
Farinha de trigo integral	300g
Fermento químico	1 frasco
Gelatina de morango	1 caixa

INGREDIENTES	QUANTIDADE
Iogurte natural	1 pote
Leite	1 L
Maçã	1 unidade
Margarina	100g
Molho de tomate	1 lata
Óleo	1,2 L
Ovos	1 e ½ dúzia
Pão sírio integral	1 pacote
Presunto fatiado	60g
Proteína texturizada de soja	300g
Purê de alho	100g
Queijo mussarela fatiado	30g
Queijo ralado	50g
Repolho branco	350g
Sal	100g
Suco de uva concentrado	300mL
Tomate	1 unidade
Uva sem caroço	1 cacho médio

Procedimentos para preparo da aula prática
- Separar os ingredientes

Materiais necessários

EQUIPAMENTOS	
1. Balança digital	4. Forno convencional
2. Batedeira	5. Liquidificador
3. Fogão	
UTENSÍLIOS	
1. Colher de café	5. Copo duplo (de requeijão)
2. Colher de chá	6. Facas para corte
3. Colher de sobremesa	7. Frigideira
4. Colher de sopa	8. Garfos

9. Panelas pequenas	16. Proveta (pequena, média e grande)
10. Panelas médias	17. Recipientes plásticos
11. Papel toalha	18. Tábuas de polipropileno ou vidro
12. Peneira	19. Tabuleiro para assar
13. Pratos de sobremesa	20. Termômetros de vidro
14. Pratos de servir	21. Xícara de café
15. Pratos de sopa	22. Xícara de chá

Capítulo 18 – Alimentação Vegetariana e não convencional

Lista de compras

INGREDIENTES	QUANTIDADE
Açúcar refinado	1 kg
Açúcar mascavo	300g
Amido de milho	100g
Aveia em flocos finos	120g
Banana	16 unidades
Batata Inglesa	4 unidades
Baunilha	1 frasco
Canela em pó	1 pacote
Catchup	1 frasco
Cebola	5 unidades
Cenoura	1 unidade grande
Champignon	1 vidro
Colorau	1 pacote
Creme de leite	1 lata
Farinha de trigo	3 kg
Farinha de trigo integral	300g
Geléia de goiaba	1 pote
Leite de soja em pó	1 pacote
Leite Integral	1 L
Margarina	500g

INGREDIENTES	QUANTIDADE
Molho de soja (shoyu)	1 vidro
Molho de tomate	200g
Molho Inglês	1 vidro
Noz moscada	1 pacote
Óleo de soja	1 litro
Orégano	1 pacote
Ovo	1 dúzia
Pimentão	1 unidade
Proteína Texturizada de Soja (PTS)	1 pacote
Purê de alho	100g
Quinoa em grão	150g
Ricota	250g
Sal	100g
Soja em grão	1 kg
Tomate	1 unidade
Trigo para quibe	200 g

Procedimentos para preparo da aula prática
– Separar os ingredientes

Materiais necessários

EQUIPAMENTOS	
1. Balança digital	4. Forno convencional
2. Batedeira	5. Liquidificador
3. Fogão	

UTENSÍLIOS	
1. Colher de café	7. Garfos
2. Colher de chá	8. Pano de prato branco e limpo
3. Colher de sobremesa	9. Panela de pressão pequena
4. Colher de sopa	10. Panelas pequenas
5. Copo duplo (de requeijão)	11. Panelas médias
6. Facas para corte	12. Papel toalha

13. Peneira	18. Recipientes plásticos
14. Pratos de sobremesa	19. Tábuas de polipropileno ou vidro
15. Pratos de servir	20. Tabuleiro para assar
16. Pratos de sopa	21. Xícara de café
17. Proveta (pequena, média e grande)	22. Xícara de chá

Anexo 5

Respostas Simplificadas
– Seção Avaliação e Comentários

Capítulo 1. Pesos e Medidas Caseiras

1. **Comparar os resultados dos experimentos 2a e 2b, destacando a diferença entre os pesos obtidos.**

   Há diferença de densidade entre os ingredientes secos, o que influencia na comparação entre peso e medida caseira entre os diferentes produtos. O nivelamento ou não do produto também influencia na determinação do peso da medida caseira.

2. **Comparar as diferenças de pesagens entre os quatro manipuladores e discutir o reflexo das possíveis diferenças na elaboração de preparações institucionais e dietéticas.**

   As medidas podem ser diferentes entre manipuladores devido à imprecisão das medidas caseiras. Em instituições, a utilização de medidas caseiras interfere no desenvolvimento de fichas de preparação.

3. **Comparar a diferença entre medidas em gramas e mililitros.**

   A densidade de cada alimento varia e não se pode igualar as medidas em gramatura e mililitros. A água é o padrão dos experimentos devido a sua densidade igual a 1 (um).

4. **Calcular a densidade de leite, óleo vegetal e de margarina.**

   $D = m/V$, *os valores encontrados serão específicos de cada experimento.*

5. **Comparar a diferença de peso entre os três ovos.**

   Mesmo pertencendo à mesma caixa e sendo proveniente do mesmo animal há grande possibilidade de diferença de peso entre as unidades de ovos.

6. **Comparar o efeito da incorporação de ar no peso do ovo inteiro batido.**

   Na quantidade avaliada a incorporação de ar não influencia significativamente no peso do ovo.

7. **Comparar os resultados do F.C. e Fc_v com os dados oferecidos na literatura. Calcular o percentual de desperdício.**

   A comparação de fatores de correção, cocção, desperdício e densidade será específica de cada laboratório, pois dependem dos manipuladores, da qualidade do alimento e dos equipamentos.

8. **Qual é o objetivo do cálculo da densidade para utilização em Unidades de Alimentação e Nutrição?**

    A densidade é importante para o dimensionamento de equipamentos em unidades de alimentação e nutrição.

9. **Comparar a mesma quantidade de pepino e tomate em rodela em em cubos. O per capita continua o mesmo?**

    O per capita varia de acordo com o tipo de corte e com o volume final da preparação.

10. **Quantas laranjas são necessárias para fazer um copo de suco de 250 mL com cada procedimento?**

    A quantidade de suco das frutas não é a mesma pois depende da variedade, do tamanho e do equipamento utilizado para extração.

11. **Quantos mililitros de suco de limão são necessários para fazer um copo de 250 mL de limonada para cada procedimento? Qual o percentual de açúcar necessário para adoçar esta preparação?**

    20 ml. O percentual de açúcar varia de acordo com o hábito da população.

12. **Qual é a diferença entre os três tipos de manipulação? Comparar os Fatores de correção das frutas para o preparo dos sucos.**

    Os equipamentos elétricos facilitam a extração completa dos sumos, apresentam melhor rendimento. Quando a fruta é batida inteira no liquidificador, aumenta-se seu rendimento e melhora a composição nutricional do suco produzido.

13. **Por que na alface e na couve crua (salada), o per capita e a porção são iguais?**

    Por não haver processo de cocção.

14. **Comparar o peso e o volume da couve crua e da alface crua.**

    Esses alimentos quando crus, ocupam um volume maior dos utensílios e equipamentos.

15. **Analisar a proporção de folhas grandes, médias e pequenos presentes em um maço de alface, e avaliar o reflexo destas proporções em medidas caseiras.**

    As folhas de alface apresentam tamanhos e peso diferentes dificultando a definição de medidas caseiras.

16. **Comparar a diferença entre a porção ideal da couve para salada e guarnição.**

    As porções de guarnição são maiores que das saladas, já que estas acompanham os pratos principais.

17. **Comparar o mesmo peso de alface em folha (sem corte) e alface cortada em tiras. O per capita continua o mesmo?**

    É variável por depender do volume ocupado pelo alimento.

18. **Comparar com as recomendações do PAT e criticar.**

    Recomendação do PAT – pequenas refeições – 300 kcal com NDpcal de 6%; grandes refeições – 1200 a 1600 kcal com NDpcal de 6%. Nas grandes refeições o VET é excessivo se considerarmos que não diferencia os grupos populacionais. Não existem recomendações diferenciadas para grupos populacionais.

Capítulo 2. Leite

1. **O que acontece com o sabor do leite quando este é fervido?**

    Albuminas e globulinas aderem-se ao fundo e laterais dos utensílios havendo modificação de sabor com o excesso de calor. Também ocorre evaporação de gases presentes no leite cru.

2. **Fazer Teste de Aceitabilidade e comparar a aceitação entre os leites pasteurizado/esterilizado e "cru"/fervido.**

    A aceitação das diferentes formas de preparação dos leites depende do hábito de consumo do indivíduo, pois há alterações de sabor e odor no leite submetido à cocção.

3. **Por que o leite em pó instantâneo tem comportamento diferente quanto à solubilidade?**

    Devido à adição de emulsificantes na sua composição.

4. **Qual é a porcentagem de açúcar encontrada no leite condensado reconstituído?**

    13%.

5. **Por que o leite evaporado apresenta cor diferenciada?**

    Devido a reação de Maillard.

6. **Observar a formação de coalho, separação de gordura e espessamento do molho e justificar a ocorrência dos mesmos.**

    Em função da diferença na composição dos leites, há características diferentes nos molhos produzidos.

7. **Qual é a principal diferença entre os cinco molhos?**

    Os molhos preparados com leites em pó apresentam-se mais consistentes. Os molhos preparados com leites desnatados apresentam separação da

gordura utilizada, deixando a superfície do molho amarelada e brilhosa.
O leite esterilizado integral apresenta maior tempo de cocção.

8. **Qual é o leite mais indicado para essa preparação?**

   Depende do tipo de preparação desejada e do tempo que a preparação ficará exposta.

9. **O que aconteceu com a preparação que usou o leite em pó desnatado?**

   Apresentou-se mais viscosa.

10. **Qual é a interferência do açúcar na formação do coalho?**

    Como o açúcar é higroscópico, os coalhos apresentam-se mais compactos.

11. **Por que a indústria utiliza a renina e não o meio acidificado? Citar vantagens e desvantagens.**

    A indústria utiliza a renina, pois a enzima em condições ótimas atua mais rapidamente que o limão. Mesmo assim, existe a necessidade do uso do coalho para obter um produto de melhor qualidade.

12. **Qual é o efeito do uso de diferentes leites na decantação?**

    Os leites desnatados tendem a apresentar maior decantação. Os leites homogeneizados menor e os leites em pó maior.

13. **O *chantilly* é uma espuma de ar/água?**

    Sim

14. **Qual é o efeito do açúcar na qualidade do creme?**

    O açúcar produz cremes mais macios.

15. **Passando-se do ponto do *chantilly* o que ocorre?**

    Há formação de manteiga.

16. **Houve liberação de soro após a formação da manteiga? Para que é usado? Qual é a composição deste soro?**

    Sim. O soro pode ser utilizado para alimentação infantil. O soro é levemente acidificado contendo água, proteína e vitaminas hidrossolúveis.

17. **Comparar o peso das porções dos diferentes tipos de *chantilly*.**

    O peso dos diferentes tipos de chantilly é variável em função da composição e da incorporação de ar.

18. **Qual é o efeito dos diferentes tipos de leite na elaboração de cremes de forno?**

    A consistência e a viscosidade variam de acordo com os tipos de leite. Além disso, o tempo de forno se diferencia expressivamente.

19. **Qual é o mais aceito e recomendado?**

    Para a indústria de alimentos, a melhor qualidade é obtida pela mistura de leite em pó com leite fluido para atender as exigências de consistência e sabor.

Capítulo 3. Ovos

1. **Qual é a reação química responsável pela formação do anel verde?**

    Ocorre a reação entre o enxofre presente na clara e o ferro presente na gema, formado o sulfeto ferroso.

2. **Houve formação de franjas?**

    Sim, se: a temperatura estava alta; a água estava em ebulição; o ovo estava velho.

3. **Qual é o efeito do sal e do vinagre na cocção do ovo pochê?**

    Sal e vinagre aceleram a coagulação, evitando a formação de franjas.

4. **Qual é o efeito do frescor dos ovos na preparação do ovo pochê?**

    Ovos frescos ficam mais compactos e íntegros, com menor possibilidade de formação de franjas.

5. **Comparar a cocção à pochê e o ovo frito.**

    O ovo pochê é submetido a cocção em calor úmido e não apresenta adição de gordura na preparação. Portanto apresenta melhor digestibilidade e composição nutricional.

6. **Qual é a diferença dos 4 métodos de cocção dos ovos mexidos? Qual o mais recomendado?**

    O método mais recomendado é o banho-maria pois permite um ovo mais cremoso e com cocção de clara e gema simultânea. Além disso, a cor não é afetada.

7. **Qual é a principal diferença entre o ovo mexido e a omelete?**

    Para formação da omelete o ovo é batido até a aeração e não é mexido durante a cocção.

8. **Qual a diferença entre os dois tipos de omelete?**

    A omelete suflê apresenta batimento da clara e da gema separadas, o que permite maior aeração da preparação.

9. **Qual a diferença entre esse tipo de preparação e o ovo pochê?**

    O ovo pochê é cozido em água aquecida. O ovo cocote é cozido em banho Maria e com ingredientes ricos em lipídios. Portanto a digestibilidade e a composição nutricional do ovo pochê são melhores.

10. **Por que não podemos colocar o leite fervendo durante a preparação do creme?**
    Porque o leite fervendo provoca coagulação excessiva do creme, fromando coalhos.

11. **Por que a consistência dos três cremes é extremamente diferente?**
    Porque existem diferenças de comportamento entre a clara e a gema, sendo a clara mais propensa a incorporação de ar.

12. **Qual é a diferença estrutural entre os cremes de forno e os cozidos?**
    Os cremes de forno apresentam-se mais compactos devido a evaporação de água intensa (temperatura do forno).

13. **Qual é o efeito dos dois métodos de cocção no sabor dos cremes?**
    Os cremes assados ficam com sabor mais acentuado devido a concentração das substâncias.

14. **No creme assado, houve formação de porosidades no centro do creme? Se sim, explique.**
    Sim. Devido a coagulação excessiva pela alta temperatura do forno. (Efeito não desejado)

15. **Qual é o efeito do sal, água, óleo e gema na formação e estabilidade das espumas?**
    sal –*maior estabilidade, maior tempo de batimento;*
    água – *menor estabilidade, maior volume;*
    óleo e gema – *menor estabilidade e menor volume, interferem na formação da espuma.*

16. **Qual é a maneira de medir a estabilidade de uma espuma?**
    Pela liberação de líquidos.

17. **Descrever os possíveis fatores que podem ter contribuído para as diferentes características do ovo (se houver).**
    Vide Figura 3.1.

Capítulo 4. Carnes Vermelhas

1. **O que aconteceria se os cortes de bife fossem feitos no mesmo sentido das fibras? Explicar usando os conhecimentos estruturais da carne.**
   O bife ficaria duro.

2. **Qual é o efeito da tostadura na qualidade dos bifes?**
   Os bifes ficam mais macios pela retenção de água e a cor fica mais atrativa.

3. **Qual é o nome comercial usado para este tipo de preparação?**
   Bife de panela.

4. **Você recomendaria a utilização de calor úmido sem tostadura? Justifique a resposta.**
   Não, pois a cor afeta muito a qualidade do produto. No entanto, pode ser utilizado caso servido com molho.

5. **Qual é o efeito do calor seco (forno) na modificação do sabor?**
   Concentração das substâncias extrativas da carne pela evaporação.

6. **Qual é o efeito do calor seco (chapa) por um período de tempo prolongado?**
   Evaporação excessiva e ressecamento do produto, levando ao encurtamento das fibras.

7. **O que acontece com o complexo actina-miosina quando o bife é submetido a calor seco (banho de óleo)?**
   Contração rápida e excessiva das fibras, liberando a suculência da carne e tornando o bife duro.

8. **Qual é a porcentagem de óleo absorvida pela preparação em banho de óleo?**
   Cálculo depende do tipo de carne, tipo de corte, tipo de óleo e temperatura do óleo.

9. **Qual dos três métodos de cocção é mais indicado e por quê?**
   Depende do objetivo desejado. Geralmente, a chapa é o mais utilizado e o que apresenta melhor rendimento.

10. **Qual é a principal função das coberturas?**
    Evitar a evaporação excessiva de líquidos e a contração brusca do complexo actina-miosina.

11. **Qual é a porcentagem de absorção de óleo no bife à milanesa?**
    Depende da quantidade de cobertura aderida a carne. Normalmente pode variar de 5 a 15%, podendo chegar a 20%.

12. **Qual das carnes com cobertura apresenta o maior VET?**
    Cobertura à milanesa.

13. **Qual é a finalidade do uso de preparações com carne moída em UAN?**
    Rendimento.

14. **Comparar a porcentagem de sal utilizada em carne moída com os demais bifes?**

    A quantidade de sal pode ser menor devido a maior superfície de contato da carne com o sal, havendo melhor absorção.

15. **Qual é a porcentagem de absorção de óleo dos bolinhos fritos? Contextualize os métodos de cocção em diferentes áreas de atuação do nutricionista (UAN, dietoterapia e saúde pública).**

    UAN – podem ser usados todos os métodos de cocção, depende do objetivo.

    Dietoterapia – *diminuição da quantidade proteína devido ao acréscimo de pão (ex: pacientes renais). Utilização de molhos, não havendo necessidade de frituras para melhorar o sabor e aparência.*

    Saúde Pública – *preparações com sabor agradável e menor custo. Fácil elaboração.*

    Classifique os pontos de assado com suas respectivas temperaturas confrontando com os valores teóricos?

Cocção	Griswold	Ornellas
Mal passada	----	55-65°C
Ao ponto	70-71°C	65-70°C
Bem passada	76-77°C	70-80°C
Muito bem passada	----	80-95°C

16. **Qual é o efeito da liberação de água e ou gordura na maciez?**

    O sabor fica prejudicado pela liberação das substâncias extrativas da carne e ocorre ressecamento.

17. **Qual é a temperatura interna mais recomendada para UAN?**

    No centro geométrico, a carne deve atingir pelo menos 75°C.

18. **Comparar a textura dos bifes.**

    A textura é influenciada pelo tempo de contato da carne com a enzima.

19. **Qual é o efeito da adição do suco de abacaxi na carne?**

    Amaciamento enzimático (bromelina) da carne.

20. **Como o tempo de exposição ao suco de abacaxi influencia na qualidade da carne?**

    Quanto maior o tempo de exposição da carne à enzima, maior 'a degradação protéica.

21. **Qual é o efeito do amaciante industrial na carne bovina?**

    Deixar a textura mais macia e de melhor digestibilidade.

Capítulo 5. Aves e Pescados

1. **Calcular a absorção de óleo para o frango frito e para o frango à milanesa.**

   Depende do corte do frango utilizado, do tipo de óleo e da temperatura.

2. **Qual é a porcentagem de interferência dos ossos no cálculo do per capita?**

   Os per capitas devem ser maiores para atingir a mesma quantidade de carne. A porcentagem de ossos depende do corte analisado, podendo chegar até 50%.

3. **Qual é o efeito do uso de cobertura e fritura para a cocção de aves com ossos?**

   Apesar do osso ser um bom condutor de calor, cortes grandes podem ficar crus, devido ao pouco tempo de exposição ao óleo quente. A cobertura milanesa não pode sofrer cocção intensa.

4. **Qual é a diferença de comportamento entre os cortes de aves? Por quê?**

   O comportamento varia devido a maior ou menor presença de gordura (asa e sobreasa), presença de ossos, superfície de contato e tamanho dos cortes.

5. **Explicar a maior proporção de sal e alho adicionado a carnes de frango em comparação às carnes vermelhas.**

   Nas carnes de aves há maior utilização de temperos em função de apresentar menor concentração de substâncias extrativas que atuam no desenvolvimento de sabor.

6. **Avaliar a cocção das carnes nas regiões próximas aos ossos.**

   Nas regiões próximas aos ossos, pelo osso ser poroso, há maior dificuldade de incidência de calor, podendo ficar crua na região próxima ao osso.

7. **Explique o motivo de se lavar as carnes de frango. O mesmo procedimento é utilizado em carnes vermelhas? Por quê?**

   É possível lavar as carnes de aves em função da menor concentração de pigmentos e de substâncias extrativas. Portanto a lavagem não afeta cor e sabor como nas carnes vermelhas.

8. **Qual é a vantagem da cocção por calor úmido no contexto da dietoterapia?**

   Menor absorção de gordura e possibilidade de retirada da gordura externa sem o comprometimento do sabor. Além disso, menor concentração do valor protéico.

9. **Qual é a diferença do tempo de cocção entre os itens 1a, 1b, 1c e 2a?**

   O frango assado é o mais demorado, pois para se obter melhor rendimento e aparência, deve-se utilizar temperaturas pouco elevadas.

10. **Como ocorre a cocção no micro-ondas?**

    As ondas magnéticas levam a vibração das moléculas de água, havendo produção de calor que é propagado por todo o alimento.

11. **Como ocorre o desenvolvimento de cor no micro-ondas?**

    Por meio da utilização de sal na superfície do alimento.

12. **Qual o corte (filé ou posta) obteve melhor comportamento em cada um dos métodos de cocção?**

    Assado – *posta;* **Frito** – *filé, devido a espessura do corte.*

13. **Qual é a porcentagem de absorção de óleo no peixe frito?**

    Depende da quantidade de farinha aderida ao corte.

14. **Qual é o efeito do calor seco (assado) na qualidade do sabor de peixes?**

    Maior concentração do sabor.

15. **Comparar o comportamento do filé e da posta na preparação de peixe ensopado. Qual corte é mais sensível a este tipo de cocção e por quê? Comparar o tempo de preparo entre a posta e o filé e analisar sua aplicabilidade em UAN.**

    O filé por não possuir proteção, desfia-se devido a ebulição da água utilizada na cocção. Além disso, a fibras musculares do filé encontram-se menos compactadas. O tempo de preparo para postas é maior, pois a altura das postas dificulta a penetração do calor. Em UAN, a utilização de postas é mais desejada, apesar do maior tempo, para manter a integridade da preparação.

16. **Avaliar o efeito do micro-ondas na cocção do filé de peixe. Avaliar sua viabilidade em UAN e dietoterapia.**

    A cocção em micro-ondas é mais rápida, mas ocorre menor desenvolvimento de cor e sabor. A consistência também fica comprometida (elástica), inviabilizando seu uso em UAN. Em dietoterapia, a utilização de molhos melhora a aparência do produto e não é necessário acrescentar gordura à preparação.

17. **Comparar o grau de coagulação entre os três tipos de marinado com o padrão.**

    Em relação ao padrão, a coagulação protéica dos três métodos foi maior, havendo necessidade de diminuição do tempo de cocção. A aparência dos cubos foi prejudicada com utilização de vinagre e limão, havendo desintegração pela coagulação excessiva.

18. **Quais dos agentes (calor, limão, vinagre ou sal) têm maior efeito na coagulação da fração protéica do pescado?**

    Vinagre e limão devido ao pH.

Capítulo 6. Cereais

1. **Calcular a absorção de água para cada tipo de cereal utilizado.**

    O índice de absorção variará de acordo com o tipo, tempo de armazenamento e marca do cereal utilizado na aula. Segundo a literatura, pode variar de 1,5 a 3,0.

2. **Por que a absorção se diferencia nos diferentes tipos de arroz?**

    Devido ao tamanho dos grãos e da presença ou não de fibras.

3. **Explique o que é arroz parbolizado.**

    Arroz que sofreu processo de pré-cocção industrial com a casca, havendo maior retenção de vitaminas e minerais e formação de camada externa brilhosa de celulose.

4. **Para que utilizamos trigo para quibe em UAN?**

    Para obter preparações como quibe, tabule e saladas dentre outros.

5. **Qual é o efeito de refogar o arroz?**

    Formação de uma camada de gordura externa que promove absorção mais lenta da água, proporcionando cocção mais uniforme.

6. **Comparar os dois métodos de cocção para a cocção de milho? Por que essas diferenças ocorrem?**

    No micro-ondas, a retenção do vapor interno ao grão é maior, levando a uma explosão mais intensa do grão. Desta forma, o extravasamento do amido atinge maior superfície, deixando a pipoca mais atrativa.

7. **Comparar a composição nutricional dos 4 tipos de pipoca produzidos. Qual seria o mais recomendado?**

    O mais recomendado é o método em micro-ondas, sem adição de gordura.

8. **Qual é o nome utilizado tecnologicamente para as farinhas torradas?**

    Amido dextrinizado.

9. **Qual é o efeito do uso de farinhas torradas na gelatinização?**

    Formação de géis mais fracos devido ao rompimento das cadeias.

10. **Farinhas torradas possuem o mesmo valor nutricional de farinhas cruas?**

    Sim.

11. **Qual é a porcentagem ideal de farinha para a elaboração de molho, mingau, sonda e pudim?**

    Molhos – *5%,*
    Mingau e sonda – *2,5%,*
    Pudim – *10 a 15%.*

12. **Qual é o efeito do açúcar nas diferentes concentrações de farinhas?**

    Como o açúcar é higroscópico, este seqüestra a água e compromete na formação do gel.

13. **Existe uma concentração de farinha e de açúcar mais adequada? Por quê?**

    Concentrações equivalentes de farinhas e açúcar são ideais para não haver competição excessiva da água e promover sabor agradável.

14. **Podem-se usar as mesmas concentrações de farinhas cruas e torradas para uma mesma preparação? (exemplo: polenta)**

    Não, pois a consistência será diferente, mais mole para farinhas dextrinizadas.

Capítulo 7. Leguminosas

1. **Por que a água do remolho do item 1.1 não deve ser aproveitada para cocção? Qual o reflexo na qualidade nutricional deste alimento?**

    Devido ao tempo de remolho ser alto, podendo a temperatura ambiente comprometer a qualidade microbiológica da água. Nutricionalmente, ocorre perdas de vitaminas por dissolução.

2. **Qual é o efeito da cocção do grão de bico com e sem película?**

    A película dificulta a entrada de água inicialmente. Porém, quando a água consegue penetrar o grão, sua saída é dificultada.

3. **Comparar o rendimento e tempo de cocção das leguminosas com remolho e sem remolho.**

    As leguminosas com remolho apresentam melhor rendimento.

4. **Comparar a cor entre o feijão colorido com fervura prévia e feijão colorido com remolho.**

    A fervura prévia, fixa melhor a coloração e fornece um brilho maior a preparação.

5. **Qual é o efeito da técnica de fervura prévia na qualidade nutricional do feijão?**
   Preservação das vitaminas hidrossolúveis devido ao menor tempo de exposição ao calor.

6. **A técnica de fervura prévia pode ser viável em UAN?**
   Sim.

7. **Pode-se substituir o leite de vaca pelo leite de soja? Em que contexto?**
   Sim. Pessoas intolerantes à lactose ou com alergia ao leite de vaca podem utilizar o leite de soja, havendo necessidade de balancear a dieta para cálcio.

8. **Qual é a porcentagem de absorção de óleo dos croquetes de soja?**
   Depende da quantidade de resíduo utilizada. Normalmente é alto, pois o material é fibroso.

9. **Os croquetes podem ser utilizados como guarnição?**
   Não deveriam, pois apresentam grande quantidade de proteína.

10. **Que outra leguminosa poderia ser utilizada na preparação de saladas?**
    Soja, grão de bico, fava e feijão branco.

11. **Quais são os cuidados necessários quando se utilizam saladas com leguminosas na elaboração de cardápios?**
    Balanço nitrogenado.

12. **Qual é a porcentagem de absorção de azeite de dendê nos acarajés?**
    Em torno de 15%.

13. **Que outros tipos de preparações podem ser elaborados com leguminosas? Cite pelo menos 5 exemplos.**
    Tutu de feijão, Dobradinha, Feijão tropeiro, Arroz com lentilha, pasta de grão de bico.

14. **Qual a diferença entre o Índice de absorção do feijão e o fator de cocção no tutu de feijão e no feijão refogado?**
    O índice de absorção do feijão é a relação entre o peso do grão após a cocção e o peso líquido. O fator de cocção nas preparações é a relação entre o peso final da preparação (rendimento) e o peso líquido dos ingredientes.

15. **Seria possível preparar um tutu de feijão sem a adição de farinha? Por quê?**
    Sim, esmagando-se os grãos (devido a alta concentração de amido) e aumentando o tempo de cocção. Porém, em função de ser uma receita regional tal alteração descaracterizaria a preparação.

Capítulo 9. Agentes de Crescimento

1. **Por que a temperatura para dissolver o fermento deve ser de 35° C?**
   Temperatura ideal de crescimento do microrganismo.

2. **Qual é o tipo de massa formada?**
   Macia.

3. **Ocorrendo mudança na adição dos ingredientes, iniciando-se com um creme de manteiga, gema e açúcar e em seguida os ingredientes secos e por último a clara batida, haveria alguma alteração do produto final no ponto de vista do grupo?**
   Sim. Pois haveria maior amaciamento do glúten e maior incorporação de ar. O bolo ficaria mais fofo.

4. **Comparar o efeito da variação das concentrações de açúcar, ovo, leite, margarina e fermento e descrever a função teórica de cada ingrediente.**
   Farinha – *fornecimento de gliadina e glutenina para a formação do glúten que fornece sustenção, elasticidade e crocância.*
   Margarina – *amaciamento do glúten, além de sabor.*
   Leite – *vapor d'água e embebimento do amido.*
   Açúcar – *maciez, sabor e cor.*
   Clara – *desenvolvimento do glúten*
   Gema – *amaciamento do glúten, cor e sabor.*
   Fermento – *crescimento da massa pela formação de gases.*

5. **Observar a diferença da massa da bomba para a massa do bolo. O que aconteceu?**
   A bomba utiliza apenas vapor d'água como agente de crescimento. Além disso, os ovos provocam formação de poros com maior dimensão.

6. **Você recomendaria esta preparação para uso em UAN? Por quê?**
   Sim, no caso de UAN que desenvolve cardápio formal. Pode utilizar em preparações doces e também salgadas com patês e salpicão no interior da massa.

7. **Qual é a diferença estrutural entre o bolo da receita padrão e o bolo esponja?**
   O bolo esponja apresenta-se mais aerado devido a presença de claras em neve e pouco batimento da massa após a adição da farinha de trigo.

8. **Qual é o efeito da ausência do glúten na estrutura do bolo?**
   As receitas devem conter uma quantidade excessiva de sólidos para deter o crescimento excessivo dos produtos, evitando extravasamento.

10. **Em qual contexto, utiliza-se preparação sem glúten? Por quê?**
    Para pessoas celíacas. Porque estas são intolerantes ao glúten.

11. **Qual é o agente de crescimento utilizado nesta preparação?**
    O iogurte.

12. **Por que se utiliza polvilho na elaboração do pão de queijo?**
    Porque se deseja elasticidade e sustentação da massa.

Capítulo 9. Hortaliças e Frutas

1. **Quais são os efeitos do volume da água de cocção sobre cada pigmento presente nas hortaliças?**

    Carotenóides – *o volume de água pouco afeta a coloração das hortaliças, não prejudicando o visual do alimento. No entanto, mudanças químicas (isomerização) podem ocorrer comprometendo a qualidade nutricional.*

    Clorofila - *o volume de água influencia na coloração das hortaliças, produzindo coloração verde-escura.*

    Antocianina - *o volume de água afeta a coloração das hortaliças, pois como são pigmentos hidrossolúveis, estes são transferidos ao meio de cocção.*

    Antoxantinas - *o volume de água pouco afeta a coloração das hortaliças.*

    Betalaínas - *o volume de água afeta a coloração das hortaliças, pois como são pigmentos hidrossolúveis, estes são transferidos ao meio de cocção.*

2. **Quais são os efeitos causados à cor e ao sabor das hortaliças ao se tampar a panela?**

    Carotenóides – *não são afetados pelo uso da tampa.*

    Clorofila – *são afetados pelo uso da tampa, por impedir a volatilização dos ácidos presentes nas hortaliças – coloração verde-oliva.*

    Antocianina – *o sabor e o odor ficam concentrados devido a presença de enxofre na hortaliça.*

    Antoxantina - *o sabor e o odor ficam concentrados devido a presença de enxofre na hortaliça.*

    Betalaína – *o sabor não é afetado e em calor úmido, parte dos pigmentos são transferidos a água.*

3. **Quais são as vantagens e desvantagens do uso de calor úmido sob pressão em cada um dos pigmentos?**

    O uso da pressão, apesar de acelerar o tempo de cocção, contribui para um excesso de temperatura que prejudica a coloração dos pigmentos, bem como o valor nutricional das hortaliças. Os pigmentos que menos são afetados visualmente são os carotenóides.

4. **Por que se devem adicionar as hortaliças na água já em ebulição?**
   Para diminuir a exposição do alimento ao meio de cocção e assim diminuir sua qualidade nutricional.

5. **Qual é o impacto nutricional obtido pela cocção nas hortaliças?**
   A cocção melhora a digestibilidade e a biodisponibilidade de alguns nutrientes das hortaliças, apesar de modificar o material fibroso e poder haver perdas de micronutrientes por dissolução.

6. **Qual o pigmento que não é afetado de forma perceptível pela alteração de pH?**
   Carotenóides.

7. **Qual é o impacto nutricional da utilização de bicarbonato de sódio para a cocção de hortaliças? Você recomendaria a utilização deste em UAN? Explique.**
   Não é recomendado o uso de bicarbonato de sódio em nenhum estabelecimento devido a perdas de vitaminas, especialmente as do complexo B.

8. **A água de cocção pode ser utilizada para outros fins? Quais?**
   Sim, mas quando a cocção não foi realizada com a alteração de pH. O uso da água favorece a utilização de nutrientes que porventura migraram para o meio de cocção.

9. **Qual é a diferença entre o rendimento para cada método de cocção para a batata?**
   A fritura provoca as maiores perdas por desidratação das batatas, diminuindo o seu rendimento. Comparando o calor úmido ao micro-ondas, o melhor rendimento é o do calor úmido.

10. **Qual é a porcentagem de absorção de óleo na batata frita?**
    Usualmente a absorção é em torno de 10/15%. Depende da qualidade da batata.

11. **Qual é o pigmento encontrado na batata? Existe modificação deste nos diferentes métodos de cocção?**
    Antoxantina e carotenóides. As modificações de cor são mínimas, pois estes pigmentos são visualmente pouco afetados pelo calor.

12. **Comparar a cor das batatas cruas nos três grupos. Alguma diferença foi observada? Por que estas diferenças ocorreram?**
    Sim. O grupo que não sofreu tratamento apresentou-se mais escuro devido ao escurecimento enzimático. Quando submersas em água, esta reação foi minimizada não havendo alteração de cor. O branqueamento proporcionou a inativação das enzimas polifenoloxidases, não havendo modificação de cor. O limão devido a presença de ácidos (diminuição do pH) diminui a ação das enzimas responsáveis pelo escurecimento enzimático.

13. **Caso haja atraso na cocção da batata em UAN, você indicaria a imersão das batatas em água? Por quê?**

    Quando a batata fica submersa em água por um tempo elevado, ocorre liberação de parte do amido para a água, além deste poder absorver água do meio e influenciar negativamente no processo de cocção – desintegrando a batata.

14. **Que composto químico está envolvido no escurecimento enzimático?**

    Polifenóis.

15. **Estipular uma receita básica para uma vitamina com as três frutas acima.**

    Normalmente, dependendo da variedade das frutas, poderíamos montar uma vitamina com 10% de banana, 15% de maçã e 15% de mamão.

16. **Qual é o efeito da adição do açúcar na decantação?**

    O açúcar por ser higroscópico, atrai a água e provoca maior decantação dos outros sólidos presentes.

17. **Caso colocássemos a mesma porcentagem de diversas frutas em bebidas, alcançaríamos os mesmo resultados?**

    Não.

18. **Alguma vitamina produzida apresentou mudança de cor após 15 minutos? Por quê?**

    A banana e a maçã, devido ao escurecimento enzimático.

Capítulo 10. Óleos e gorduras

1. **Qual é o tipo de emulsão?**

    Não forma emulsão.

2. **Qual é a diferença entre o molho campanha e o molho vinagrete?**

    O molho campanha leva tomate, cheiro verde e cebola, já o molho vinagrete não leva tomate.

3. **Qual é a vantagem do uso do molho campanha em UAN?**

    Diminuir a quantidade de sal adicionado às preparações.

4. **O que acontece quando retiramos o sal e acrescentamos mais vinagre? Existe aplicação para esta nova preparação?**

    O sabor fica mais acidificado podendo ser utilizado para pacientes hipertensos.

5. **O que aconteceria se aumentássemos a quantidade de vinagre?**

   A maior queda de pH favoreceria a uma melhor consistência do produto, além de capacitar o molho a incorporar mais óleo na formação de emulsão. No entanto, pode provocar alteração significativa no sabor.

6. **Por que usamos o vinagre?**

   Para ser a fase aquosa da emulsão.

7. **Qual é a diferença de se preparar maionese somente com gemas ou com ovo inteiro?**

   A gema possui o emulsificante natural (lecitina) que auxilia na formação do molho. A clara não apresenta o emulsificante, mas suaviza o sabor e deixa a preparação mais macia.

8. **Qual é o ingrediente menos apropriado para frituras de longo prazo?**

   Manteiga e margarina.

9. **Qual é o ingrediente indicado para corar, dourar e fritar?**

   Gordura hidrogenada ou óleo de milho e soja.

10. **Calcular a porcentagem de óleo absorvida no itens b e c.**

    Depende da qualidade da batata e do corte.

11. **Comparar os resultados das batatas e seus diferentes tipos de cocção.**

    A crocância só é atingida quando utilizasse a gordura hidrogenada e os óleos de milho, soja e canola. O azeite confere crocância, mas modifica o sabor.

12. **Qual é a diferença entre dourar, corar e fritar?**

    Dourar – *utiliza o alimento previamente cozido e grandes quantidades de óleo.*

    Corar – *Utiliza o alimento cozido e pouca gordura.*

    Fritar – *Utiliza o alimento cru e grandes quantidades de óleo.*

13. **Qual óleo é mais apropriado para a cocção de batatas? Por quê?**

    Gordura hidrogenada. Em produtos que necessitam esperar muito para serem consumidos, o uso da gordura vegetal hidrogenada preserva a aparência e crocância por mais tempo.

Capítulo 11. Açúcares e Edulcorantes

1. **Por que o ácido é adicionado?**

   Para diminuir o tamanho dos cristais de açúcar.

2. **Qual é a principal diferença entre o *fondant* e a *fudge* de chocolate já que ambos são produtos cristalizados?**
   O fudge possui outros ingredientes que interferem na cristalização.

3. **Por que durante a preparação do fudge não podemos mexer a panela constantemente?**
   Para não diminuir a temperatura.

4. **Por que no fondant não mexemos a panela e após adição do limão é necessário bater a massa enquanto esfria na bancada?**
   Como a solução é supersaturada, ao mexer, ocorre a decantação dos cristais de açúcar. O batimento após adição do limão é realizado para homogeneizar o suco, aveludando a massa e diminuindo a temperatura da mesma.

5. **Qual é a característica de um produto não cristalizado? Comparar com os produtos cristalizados.**
   Os produtos não cristalizados podem ser elaborados com soluções não saturados e apresentam outros ingredientes que dificultam a formação de cristais.

6. **Relacionar cada temperatura no quadro abaixo com os respectivos pontos de bala comparando com os dados fornecidos pela literatura (citar o autor).**
   Valores teóricos segundo Griswold.

Produto	T (°C)	Consistência em água fria
Fondant, fudge e marshmallow	112-115	Bala macia
Pé-de-moleque e pirulito	149-154	Dura quebradiça

7. **Qual é o componente químico que auxilia na formação da geléia?**
   Pectina.

8. **A formação da geléia ocorreria da mesma forma com o uso de maçã vermelha?**
   Não.

9. **Qual é a concentração de açúcar ideal para obtenção de geléia? Qual a conseqüência do uso excessivo de açúcar?**
   50% de açúcar. O sabor é comprometido e a consistência não se assemelha a geléia comercial.

10. **Qual é a diferença entre a constituição da geléia e do doce?**
    O doce apresenta-se mais consistente devido a utilização do resíduo mais fribroso.

11. **Avaliar o grau de doçura entre os adoçantes e edulcorantes utilizados em ordem decrescente.**

    Açúcar mascavo, Sacarose, Frutose, açúcar magro, stevia, aspartame, maltodextrina, sacarina e ciclamato de sódio. Vale lembrar que a intensidade de sabor é percebida de forma diferenciada entre os degustadores.

12. **Recomendar a porcentagem ideal para cada tipo de adoçante e edulcorante estudado.**

    Em água: Sacarose – 8%, Açúcar mascavo – 10%, Açúcar magro: 2%, Maltodextrina: 1% e demais edulcorantes abaixo de 1%.

13. **Por que não podemos utilizar ciclamato e sacarina em dietas hipossódicas?**

    Devido à presença do sódio.

Capítulo 12. Bebidas e Infusões

1. **Qual é o tipo de café que obteve o melhor aroma? Ele também teve o melhor sabor? Por quê?**

   Café em pó não solúvel preparado com 15g.

2. **Por que não podemos colocar o pó para ferver junto com a água?**

   Para preservar as substâncias aromáticas.

3. **Comparar a diferença de sabor entre o café instantâneo e o café padrão?**

   Depende do degustador.

4. **Qual é a concentração de hortelã ideal para o preparo de chás?**

   5%

5. **Por que se deve abafar a preparação após introdução da hortelã?**

   Para preservar as substâncias aromáticas.

6. **Qual tipo de chá (fresco ou desidratado) fornece a maior liberação de odor? Por quê?**

   Desidratado. Porque houve concentração do aroma no processamento industrial.

7. **Por que os chás frescos e desidratados apresentam coloração diferenciada? Explique.**

   O chá desidratado apresenta coloração escura devido à oxidação ocorrida no processamento.

8. **Qual é o chá mais adstringente? Por quê?**
   Chá verde. Porque não sofreu oxidação e preservou a concentração de taninos.

9. **A cor do chá está relacionada ao grau de adstringência?**
   Sim.

10. **Qual é chá é o mais caro? E qual o mais barato?**
    Chá oolong é o mais caro, e o preto, o mais barato.

11. **Por que não há necessidade de abafar estes tipos de chá?**
    Por que a concentração de substâncias aromática é maior que a dos outros chás.

12. **O que aconteceria se adicionássemos 5 mL de limão ao chá?**
    Haveria modificação de coloração, clareando o chá devido a queda de pH.

13. **Qual é a diferença entre adicionar os aromatizantes após a cocção e antes da cocção? Qual o melhor?**
    Como o leite capta muito bem os odores, a adição de aromatizantes antes da cocção favorece a incorporação do aroma e a bebida fica mais agradável.

14. **Qual é o aromatizante que desenvolve maior sabor? E qual o menor?**
    Baunilha desenvolve maior sabor e a canela em pau o menor.

15. **Qual é o aromatizante que desenvolve maior odor? E qual o menor?**
    O cravo desenvolve maior odor e a baunilha o menor.

16. **Existe diferença no desenvolvimento de *flavor* da canela em pó e da canela em pau?**
    Sim.

17. **Qual é o sabor predominante na preparação?**
    Café.

18. **Houve desenvolvimento de aroma?**
    Sim.

19. **A adição de hortaliças aos sucos de fruta modificou o sabor das preparações? Qual sabor prevaleceu?**
    Para o suco de cenoura com laranja, houve modificação do sabor, mas prevaleceu o sabor de laranja. Para beterraba com limão, houve alteração do sabor não havendo prevalência de nenhum dos ingredientes. Para o suco de laranja com couve, houve modificação do sabor, mas prevaleceu o sabor de laranja.

20. **A adição de hortaliças aos sucos de fruta modificou a cor das preparações? Qual cor prevaleceu?**

    Cor prevalecente:
    Suco a: cenoura (carotenóides);
    Suco b: Beterraba (betalaína);
    Suco c: Couve (clorofila)

21. **Qual é o efeito do limão na preparação?**

    Intensificação do pigmento presente na beterraba pela diminuição de pH.

22. **O que aconteceria com o valor nutricional dos sucos se estes fossem coados?**

    Perderia o teor de fibras.

23. **Quais são os efeitos do processamento de sucos no desenvolvimento de sabor e odor?**

    O processamento mais intenso como no caso de sucos concentrados favorece a perda de parte do sabor e odor característicos das frutas.

Capítulo 13. Condimentos

1. **Entre os dois métodos utilizados acima, qual desenvolveu melhor sabor e aroma?**

    Antes da cocção.

2. **Por que o arroz foi utilizado?**

    Porque o arroz é constituído basicamente de amido, não influenciando no sabor e no aroma dos condimentos.

3. **O condimento pode substituir o sal completamente ou parcialmente? Para quais preparações?**

    Tanto completa como parcialmente, dependendo das patologias associadas. A nova formação de sabor deve ser adaptada gradativamente ao paladar do paciente/cliente.

4. **Qual é o pigmento responsável pelo desenvolvimento da coloração do açafrão e da páprica? Qual dos métodos utilizados realçou mais a cor destes pigmentos?**

    Carotenóides. Quando adicionados antes da cocção.

5. **Qual dos métodos acima apresentou maior aceitabilidade?**

    Antes da cocção, devido a melhor homogeneização do sabor ao alimento.

6. **Qual é a diferença entre usar condimentos frescos e condimentos secos no desenvolvimento de sabor?**

   Os condimentos secos fornecem um sabor mais intenso devido à concentração.

7. **Qual é a diferença entre usar condimentos frescos e condimentos secos no desenvolvimento de odor?**

   Com relação ao odor, os condimentos frescos imprimem melhor odor se levados à cocção diretamente.

8. **Por que abafamos as preparações que utilizaram condimento fresco?**

   Para concentração de substâncias aromáticas.

9. **O condimento pode substituir o sal completamente ou parcialmente? Para quais preparações?**

   Tanto completa como parcialmente, dependendo das patologias associadas. A nova formação de sabor deve ser adaptada gradativamente ao paladar do paciente/cliente.

10. **Qual é o tipo de processamento de alho que mais desenvolveu sabor? Por quê?**

    Purê, porque a matriz já foi previamente modificada, liberando melhor sabor para o alimento que está sedo cozido.

11. **Qual é o tipo de processamento de alho que mais desenvolveu odor? Por quê?**

    Alho torrado. Porque ocorre maior liberação da aliina.

12. **Por que a forma de pré-preparo altera o sabor?**

    Porque a matriz irá entrar em contato com os outros alimentos de forma diferenciada.

13. **O alho pode substituir o sal completamente ou parcialmente? Para quais preparações?**

    Sim, dependendo das preparações que podem conter um condimento com sabor e odor pronunciados.

14. **Qual é o maior potencial picante observado entre os condimentos utilizados?**

    Como uso de pimenta do reino em pó a preparação fica mais picante quando comparada a outros condimentos.

15. **Qual é a atuação destes condimentos na mucosa gastrointestinal?**

    Nem todas as pimentas possuem efeito irritante gástrico, mas exemplos clássicos são a pimenta do reino e a páprica em alguns casos.

16. **Como podemos diminuir o potencial picante dos condimentos?**
    Colocando-os inteiros, sem cortar ou retirando as sementes internas.

17. **O condimento pode substituir o sal completamente ou parcialmente? Para quais preparações?**
    Não, pois depende do indivíduo e das quantidades utilizadas que não podem ser excessivas devido ao potencial picante.

18. **Qual é o maior potencial de salinidade observado entre os condimentos utilizados?**
    Caldo de carne.

19. **Em que parte da língua atua o glutamato monossódico para a percepção de sabor?**
    Na porção central da língua.

20. **Em dietoterapia, qual as conseqüências de substituir o sal por caldo de carne?**
    Depende da concentração. O caldo de carne pode aumentar significativamente o teor de sódio da preparação e de purinas.

21. **Os condimentos, exceto o sal de cozinha padrão, podem substituir o sal completamente ou parcialmente? Para quais preparações?**
    Totalmente, para um grande número de preparações.

22. **Qual a vantagem da utilização do sal de ervas?**
    Redução do teor de sódio e aumento de substâncias bioativas.

Capítulo 14. Molhos e sopas

1. **Após o preparo do molho, houve separação de gordura?**
   Não, pois houve formação de emulsão.

2. **Durante a preparação do molho, houve formação de coalho? Explique porque e como solucionar o problema?**
   Só ocorre formação de coalho quando o leite é adicionado rapidamente e frio.

3. **Calcular a porcentagem da farinha de trigo no molho. Esta concentração é ideal para molhos?**
   4%.

4. **Após o preparo do molho, houve separação e gordura?**
   Não.

5. **Qual é a função do vinagre na elaboração destes molhos?**
   Ser a fase aquosa para formação de emulsão, além do baixo pH auxiliar na coagulação de proteínas.

6. **Qual é a função da gema na elaboração destes molhos?**
   Agente emulsificante.

7. **Em que preparações, pode-se utilizar estes molhos?**
   Preparações que são geralmente servidas frias como saladas.

8. **Após o preparo do molho, houve separação de gordura?**
   Sim para o molho bourguignone.

9. **Quais são os problemas em dietoterapia de utilizar molhos com bases extrativas?**
   Alta concentração de purinas.

10. **Qual é a função dos condimentos na elaboração destes molhos? Conseguiria-se o mesmo sem a utilização dos condimentos?**
    Imprimir melhor sabor e odor. Sem os condimentos não seria possível conseguir as mesmas características.

11. **Em que preparações, podem-se utilizar estes molhos?**
    Geralmente são servidos quentes, acompanhando carnes.

12. **Qual dos molhos apresenta menor concentração de gordura?**
    Ao sugo.

13. **Qual é a função do buquê *garni* na elaboração do molho ao sugo? Por que devemos tampar a panela?**
    Funciona como um aromatizante e realçador e sabor como uso de múltiplas ervas, conferindo sabor característico e suave ao molho. Para concentrar substâncias aromáticas.

14. **Qual a diferença entre caldos e fundos?**
    Caldo é uma preparação líquida proveniente do cozimento lento de ossos, vegetais e temperos, muito utilizado no realce de sabor. É base para diversos pratos e sopas. Fundos: Fundo é também uma preparação líquida feita com ossos, vegetais e temperos, porém com extração de sabor e redução de líquido, para ressaltar ainda mais os sabores e aromas. É utilizado como base para molhos.

15. **Qual é a porcentagem de farinha usada nas sopas? Estes valores estão em concordância com os valores fornecidos pela literatura?**
    Para sopa de cebola 4% e para sopa de ervilha 2,6%. Na sopa de abóbora não foi adicionada farinha de trigo devido ao alto teor de amido na abó-

bora. Sim para a de ervilha; para sopa de cebola deve-se considerar que a cebola libera grande quantidade de líquidos que alterarão o percentual.

16. **Por que há necessidade de torrar a farinha na sopa de cebola? O que acontece neste processo? Quais são as suas vantagens e desvantagens?**

    Para ocorrer a dextrinização e a sopa não ficar tão concentrada. Além disso, confere sabor diferenciado.

17. **Porque na sopa de ervilha não é indicado o uso de ervilhas em conserva?**

    Porque a cor já está comprometida.

18. **Por que a sopa de abóbora não leva farinha de trigo e, na sopa de ervilha, a quantidade de farinha é reduzida é reduzida em relação a sopa de cebola?**

    Devido a alta concentração de amido existente na abóbora e na ervilha.

Capítulo 15. Variação de consistência

1. **Qual é a principal diferença entre as dietas normais e brandas?**

   A ausência de saladas cruas e a diminuição do conteúdo de gordura da dieta branda.

2. **Por que as quantidades de arroz, feijão e mandioca são diminuídas nas dietas pastosas, semilíquida e liquida?**

   Para a dieta pastosa as quantidades são reduzidas para arroz e feijão devido ao maior rendimento dos mesmos e amento de volume. Para as dietas semiliquida e líquida, a diminuição de todos os componentes citados se deve à necessidade de diminuir a consistência final do produto (excessiva gelatinização do amido devido ao rompimento da matriz).

3. **Qual é o efeito da cocção na maçã?**

   Abrandamento das fibras.

4. **Por que não usamos o suco de laranja na dita liquida restrita?**

   Pois ela deve ser mínimaem resíduos.

5. **Qual é a variação no Valor Energético Total (VET) entre as diferentes dietas?**

   O VET reduz conforme as modificações da dieta normal para a líquida restrita; cabe ao aluno calcular e comparar os valores.

6. **Quais são as principais conseqüências desta variação?**

   O paciente hospitalizado receberá um menor aporte calórico e não poderá permanecer nestas dietas por muito tempo sem o acréscimo de complementações.

   Em hospitais, utilizam-se somente estas variações de consistência? Quais são as possíveis modificações? *Em termos de variação de consistência, estas são as formas mais encontradas. No entanto, outras modificações podem ocorrer como: redução do conteúdo de sódio, restriç ões específicas de açúcar, lipídios, potássio, etc.*

Capítulo 16. Micro-ondas

1. **Qual é a diferença na textura encontrada entre os dois tipos de preparação?**

   O robalo ao molho apresenta-se mais macio e com melhor aparência devido à menor desidratação.

2. **O que acontece quando adicionamos o sal antes da cocção ao pescado?**

   O sal desidrata-se, podendo escurecer a preparação.

3. **Qual é a diferença no rendimento entre os três procedimentos? Por quê?**

   O peixe ao molho apresenta maior rendimento.

4. **Qual é a função do molho na preparação de robalo?**

   Hidratar a preparação e conferir sabor.

5. **Qual é a diferença na textura encontrada entre os dois tipos de preparação?**

   O bife ao molho apresenta-se mais macio e com melhor aparência devido a menor desidratação.

6. **Comparar o efeito do uso do micro-ondas em pescados e carne vermelha. (associar à estrutura de cada tipo de carne).**

   Devido ao maior conteúdo de tecido conjuntivo presente na carne vermelha, esta apresenta-se mais rígida que a de pescado.

7. **Qual é a influência do sal na preparação de carnes vermelhas?**

   A influencia é insignificante, pois a carne já apresenta coloração mais intensa.

8. **A ausência de tostadura afeta no desenvolvimento de sabor em carnes vermelhas?**

   Sim.

9. **Qual é a função do molho na preparação do bife?**
   Hidratar a preparação e conferir sabor.

10. **Qual método de cocção você recomendaria, o convencional ou o micro-ondas? Por quê?**
    O convencional, porque o micro-ondas não permite desenvolvimento adequado de flavor e cor nas carnes vermelhas.

11. **Qual é a diferença encontrada no rendimento do arroz feito no micro-ondas quando comparado aos métodos convencionais? E o macarrão?**
    Melhor rendimento tanto para o arroz quanto para o macarrão como uso do micro-ondas.

12. **Qual é o efeito do micro-ondas na cocção de *bacon*?**
    O bacon apresenta boa cocção devido ao alto teor de gordura.

13. **Em relação ao *bacon*, o que aconteceria se o tempo de cocção fosse dobrado? Explique.**
    Ele ressecaria e ficaria duro.

14. **Comparar a consistência do molho usado no espaguete com a consistência de molhos submetidos a métodos de cocção convencionais.**
    Os molhos ficam mais consistentes pela desidratação proporcionada pelo micro-ondas.

15. **Qual é o efeito do sal na cor do brócolis? Por quê?**
    O sal leva à desidratação e modificação da clorofila no brócolis.

16. **Qual é a diferença da cor do brócolis com o uso de micro-ondas quando comparado com os métodos de cocção convencionais?**
    Se utilizado o tempo correto, a coloração no micro-ondas é preservada e o produto fica mais atraente.

17. **Comparar o rendimento da batata após a cocção no micro-ondas com os métodos de cocção convencionais.**
    O rendimento é maior no micro-ondas e o tempo também é reduzido.

18. **Por que não há desenvolvimento de crocância na preparação apesar do uso de farinha de trigo?**
    Além da quantidade de farinha não ser suficiente, o processo não favorece a desidratação do glúten formado para aquisição de crocância.

19. **A ausência de escurecimento foi observada apenas no bolo branco, explique por quê.**
    O tempo não é suficiente no micro-ondas para desenvolvimento de cor no bolo branco. No bolo escuro o chocolate forneceu a cor necessária.

20. **Por que se utiliza bicarbonato de sódio no bolo de chocolate e não o fermento químico?**

    Para evitar estiramento excessivo da massa.

21. **Qual é a diferença química entre utilizar o bicarbonato de sódio como agente de crescimento e o fermento? Qual é o efeito provocado pelo uso de fermento químico em preparações no micro-ondas? O que aconteceria se no bolo branco, o fermento fosse substituído por bicarbonato?**

    O fermento em pó já inclui na composição o bicarbonato de sódio associado ao meio ácido que acelera a reação. Estiramento excessivo da massa. O bolo branco com bicarbonato não cresceria o suficiente, pois quantidade de líquido, quando comparada com o bolo de chocolate é menor, reduzindo o crescimento como auxílio do vapor d`'agua.

22. **Como a formação do glúten interfere no extravasamento da massa que contém fermento?**

    O glúten impede o extravasamento excessivo da massa devido ao excesso de fermento.

23. **Você indicaria o uso de micro-ondas para a cocção de bolos? Explique.**

    Sim, desde que não sejam brancos ou que utilizem caldas quando necessário.

24. **Compare a diferença de sabor entre os bolos.**

    O chocolate fornece sabor à preparação, reduzindo a percepção do sabor de farinha de trigo intenso do bolo branco.

Capítulo 17. Alimentação Pré-escolar e escolar

1. **Qual a vantagem da utilização de Agar?**

    Menor concentração de compostos possivelmente agressivos para o organismo presentes na gelatina. Redução do índice glicêmico.

2. **Qual é a importância da aparência das preparações na alimentação do pré-escolar e escolar?**

    Estimular o conhecimento do sabor de preparações que geralmente são rejeitadas nessa faixa etária.

3. **Na elaboração do arroz, qual é o objetivo, além da coloração, de se adicionar um vegetal à cocção?**

    Enriquecer com vitaminas hidrossolúveis.

4. **Na gelatina, qual é o objetivo de adicionar iogurte e fruta? Explique.**

    A adição de iogurte proporciona aumento do teor protéico e de cálcio da sobremesa. A fruta contribui para o aumento de fibras e micronutrientes.

5. **No hambúrguer, qual é o objetivo de utilizar a cenoura e aveia na preparação? Existe interferência no sabor?**

   Enriquecer com carotenóides e fibras uma preparação tipicamente de proteína animal, favorecer o consumo de hortaliças e cereais integrais e reduzir a quantidade de gordura por porção. Não existe interferência no sabor.

6. **No bolo de cenoura, apesar do elevado valor calórico, existem vantagens para a utilização desta preparação no cardápio deste público? Explique.**

   Sim, PIS as crianças estão se acostumando com preparações feitas com hortaliças.

7. **Qual a vantagem da utilização da biomassa de banana verde?**

   A biomassa de banana verde é rica em vitaminas, minerais, fibras e amido resistente.

8. **Por que é necessário fazer a cocção do repolho com a panela aberta?**

   Para liberação do odor forte presente nessas hortaliças devido à presença de ácidos voláteis.

9. **Por que os vegetais (couve-flor e repolho) foram escolhidos para a elaboração de guarnições?**

   Devido à coloração não comprometer muito a aparência de preparações não muito aceitas por este público-alvo.

10. **Qual é a vantagem de elaborar pizza usando pão sírio para este público alvo? É necessário que o pão seja integral?**

    Reduzir o teor lipídico da preparação. O ideal é utilizar pão integral para aumentar o teor de fibras da dieta.

Capítulo 17. Alimentação vegetariana e não convencional

1. **O leite condensado de soja possui a mesma consistência do leite condensado comercial? Por quê? Explique.**

   Não. Devido à maior concentração de açúcar no extrato condensado de soja.

2. **Comparar a consistência obtida deste pudim com o pudim elaborado com leite de vaca convencional.**

   A mesma consistência.

3. **Esta preparação está adequada para um intolerante à lactose? Explique.**

   Sim, pois não contém lactose.

4. **O uso do leite de soja interfere no sabor do pudim? Como?**

   Sim, levemente, pois a caramelização reduz muito a percepção do sabor forte da soja.

5. **A farinha preparada com a soja apresenta sabor similar a farinha de trigo?**

   Não.

6. **A farinha de soja pode substituir totalmente a farinha de trigo na preparação de biscoitos? Por quê?**

   Não, Poe não permitir a formação de glúten.

7. **Calcular o teor de lipídios dos biscoitos? A quantidade de margarina pode ser diminuída?**

   Para calcular o teor de lipídios deve-se considerar o teor de lipídio da soa além da margarina adicionada à preparação.

8. **Calcular o índice de absorção da proteína texturizada de soja. Baseando-se neste dado, você indicaria o uso de PTS em UAN?**

   O IA pode variar, podendo chegar até a 4. Em UAN este rendimento é extremamente favorável, pois reduz os custos.

9. **Comparar o sabor do bolo de batata preparado com PTS e com carne de vaca?**

   O sabor é pouco afetado pela presença de condimentos associados à PTS.

10. **Qual é o processamento feito para a obtenção de PTS? Explique detalhadamente.**

    O grão da soja é concentrado e desengordurado para posterior hidratação. Logo após ocorre extrusão e floculação da PTS.

11. **Qual é a porção ideal estimada quando usamos esta preparação como guarnição? A quantidade de carne ou PTS é modificada?**

    100g. Sim, pois como guarnição não podemos ter uma preparação com característica tão protéica.

12. **Qual é o principal constituinte nutricional desta preparação? Em que contexto este constituinte é utilizado em UAN?**

    Quinoa. Poderia ser utilizado como prato principal.

13. **Um cliente vegetariano restrito poderia consumir esta preparação? Por quê?**

    Não, pois há componente protéico de origem animal (ovo).

14. **Esta preparação poderia ser utilizada em que situações?**

    Para ovo-vegetarianos e para quando se deseja reduzir a quantidade de colesterol e de gordura saturada da dieta.

15. **Qual é a principal característica da estrutura do glúten?**

    Elasticidade.

16. **Qual é o tipo de farinha de trigo usada? O que aconteceria se fosse utilizado outro tipo de farinha?**

    Farinha de trigo mole. Se utilizássemos farinha de trigo duro, haveria maior formação de glúten.

17. **O glúten substitui integralmente a carne animal tanto na quantidade de macro e micronutrientes quanto na qualidade protéica?**

    Não. A qualidade protéica e de micronutrientes é muito inferior à da carne.

18. **O sabor que o glúten confere as preparações se assemelha à carne animal?**

    Não.

19. **Qual é o principal constituinte nutricional desta preparação? Em que contexto este constituinte é utilizado em UAN?**

    A ricota e o trigo para quibe. Pode ser utilizado como opção vegetariana em restaurantes comerciais.

20. **Um vegetariano restrito pode consumir esta preparação? Explique.**

    Não, pois a preparação apresenta queijo e ricota.

21. **Esta preparação poderia ser utilizada em que situações?**

    Para vegetarianos não-restritos e pessoas com alimentação normal, pois acrescenta fibras e micronutrientes à dieta.

22. **Em que contexto utilizamos preparações ricas em bananas? Por quê?**

    Quando se deseja aumentar o teor de potássio da dieta.

Capítulo 21

Índice Remissivo

A

Adoçantes e edulcorantes, 71
    efeito da concentração de açúcar na fabricação de doces, 74
    produtos cristalizados, 72
    produtos não cristalizados, 73
Agentes de crescimento, 51
    bolo esponja (pão de ló), 55
    bolo sem glúten, 55
    bolos, 53
    bombas e/ou carolinas, 54
    efeito do fermento biológico no pão, 52
    obtenção do glúten da farinha de trigo, 52
    pão de queijo com iogurte, 56
    variação da quantidade dos ingredientes, 53
Alimentação pré-escolar e escolar, 115
    arroz cor de rosa, 118
    bolos, 117
    couve-flor gratinada, 119
    falsa pizza, 119
    fritada colorida, 120
    gelatina, 116
    hambúrguer de carne, 120
    ovo colorido, 121
    suflê de repolho, 116
Alimentação vegetariana e não-convencional, 123
    bife acebolado de glúten, 127

biscoitos casadinhos, 125
estrogonofe de glúten, 127
extrato condensado de soja, 124
farinha de soja, 125
"glúten", 127
hamburguer de aveia, 126
proteína texturizada de soja (PTS), 125
pudim de leite de soja, 124
"quibe" de quinoa com cenoura, 128
torta de banana, 128
Aves e pescados, 33
    aves, 34
        calor seco, 34
        calor úmido, 35
        cocção em micro-ondas, 36
    peixes, 36
        calor seco, 36
        calor úmido, 37
        efeito do marinado na coagulação proteica, 38

B

Bebidas e infusões, 77
    bebidas aromatizadas, 79
    café, 78
    cappuccino, 80
    comparação entre chá fresco e chá desidratado, 78
    comparação entre diversos tipos de chá, 79
    sucos, 80

C

Carnes, 25
    amaciamento enzimático de carnes vermelhas, 31
    calor seco, 27
    calor úmido, 26
    carne bovina moída, 29

carne com cobertura, 28
ponto de assado, 30
Cereais, 39
cocção de cereais, 40
gelatinização do amido, 42
Condimentos, 83
comparação de condimentos
com cortes diferentes, 86
picantes, 86
salgados, 87
secos, 84
comparação entre condimentos secos e frescos, 85

D

Dieta
branda, 99
líquida restrita, 105
líquida, 104
normal, 98
pastosa, 101
semilíquida, 102

E

Escala hedônica de cinco pontos, 1, 11, 17, 25, 39, 45, 51, 57, 67, 71, 77, 83, 89, 97, 107, 115, 123

F

Ficha
de análise da preparação, 134
de preparação, 133

G

Grau de doçura entre adoçantes e edulcorantes, 75

H

Hortaliças e frutas, 57
   cocção da batata inglesa, 62
   cocção de frutas, 65
   efeito da oxidação e do branqueamento, 64
   leite com frutas, 64
   sucos, 65
   variação
      do método de cocção para diferentes pigmentos, 58
      do pH para diferentes pigmentos, 60

I

Índice de absorção (IA)
   do feijão, 50
   do macarrão, 13
   do óleo, 27, 28
Índice de reidratação, 46

J / K / L

Leguminosas, 45
   calor úmido sob pressão, 46
   feijão fradinho, 49
   preparações com feijão carioca, 50
   soja, 48
Leite, 11
   bebida com chocolate, 14
   creme chantilly, 14
   creme de forno, 15
   leite acidificado, 13

leites diferentes, 12
    modificação do leite após a cocção, 12
    reconstituição dos leites, 12
preparação do molho branco, 13
substitutos para leites, 15
Listas de compras e procedimentos para preparo das aulas práticas, 135
    açúcares e adoçantes, 149
    agentes de crescimento, 145
    alimentação pré-escolar e escolar, 160
    alimentação vegetariana e não convencional, 162
    aves e pescados, 141
    bebidas e infusões, 151
    carnes, 139
    cereais, 142
    condimentos, 153
    hortaliças e frutas, 147
    leguminosas, 143
    leite, 136
    micro-ondas, 158
    molhos e sopas, 155
    óleos e gorduras, 148
    ovos, 138
    pesos e medidas caseiras, 135
    variação de consistência, 157

M

Micro-ondas, 107
    bolos, 112
    carne bovina, 109
    cereais, 110
    pescado, 108
    vegetais, 111
Molhos e sopas, 89
    base
        de gordura, 90
        de tomate, 92
        extrativa, 91

Roux – molho béchamel, 90
fundos, 93
sopas, 94

N

Nutrição, 5

O

Óleos e gorduras, 67
  emulsões, 68
  frituras, 69
Ovos, 17
  cocção à pochê, 19
  cocote, 21
  como agente espessante, 21
  cozidos, 18
  formação de espuma, 22
  formação do anel verde, 18
  fritos, 19
  mexidos, 20
  mudanças do ovo após postura, 23
  omelete, 20

P

Pesos e medidas, 1
  fator de correção, fator de cocção, densidade, per capita e porção, 5
    fator de correção (Fc) e fator de cocção (Fcy), 5
    per capita e porção, 6
      comparação entre per capitas e porções em diferentes cardápios, 7
    rendimento, 6
  peso x medida caseira, 2
    padronização de utensílios, 2
      medir o volume em mL (usando água) das seguintes medidas, 2

Q

Quatro manipuladores, 3
Quatro métodos de cocção dos ovos mexidos, 20

R

Respostas simplificadas – seção avaliação e comentários, 165

S

Sugestão de roteiro para elaboração de relatórios das aulas práticas, 131

T

Técnicas de pesagem, 2
    diferença entre manipuladores, 3
    ingredientes líquidos, 3
    ingredientes secos sem nivelar, 3
    ingredientes secos, 2
    ovos, 4

U

Unidades de Alimentação e Nutrição (UAN), 45
Utilização de edulcorantes em bolos, 76

V / W / X / Y / Z

Variação de consistência, 97